T0274632

Meiai Lin y Armando Laborda

HÁBLAME DE TÉ

*Los secretos de la infusión
más saludable del mundo*

Prólogo de Francesc Miralles

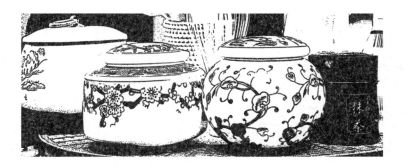

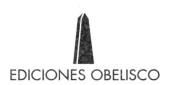

EDICIONES OBELISCO

Si este libro le ha interesado y desea que le mantengamos informado de nuestras publicaciones, escríbanos indicándonos qué temas son de su interés (Astrología, Autoayuda, Psicología, Artes Marciales, Naturismo, Espiritualidad, Tradición...) y gustosamente le complaceremos.

Puede consultar nuestro catálogo en www.edicionesobelisco.com

Los editores no han comprobado la eficacia ni el resultado de las recetas, productos, fórmulas técnicas, ejercicios o similares contenidos en este libro. Instan a los lectores a consultar al médico o especialista de la salud ante cualquier duda que surja. No asumen, por lo tanto, responsabilidad alguna en cuanto a su utilización ni realizan asesoramiento al respecto.

Colección Salud y Vida natural
Háblame de té
Meiai Lin y Armando Laborda

1.ª edición: marzo de 2022

Corrección: *TsEdi, Teleservicios Editoriales, S. L.*
Diseño de cubierta: *TsEdi, Teleservicios Editoriales, S. L.*

© 2022, Meiai Lin y Armando Laborda
(Reservados todos los derechos)
© 2022, Ediciones Obelisco, S. L.
(Reservados los derechos para la presente edición)

Edita: Ediciones Obelisco, S. L.
Collita, 23-25. Pol. Ind. Molí de la Bastida
08191 Rubí - Barcelona - España
Tel. 93 309 85 25
E-mail: info@edicionesobelisco.com

ISBN: 978-84-9111-823-7
Depósito Legal: B-2.715-2022

Impreso en los talleres gráficos de Romanyà/Valls S. A.
Verdaguer, 1 - 08786 Capellades - Barcelona

Printed in Spain

Prólogo

Una historia de amor
entre Oriente y Occidente

Francesc Miralles

«Hay mucha poesía y delicados sentimientos
en una lata de té».

RALPH WALDO EMERSON

Desde que vivo en el barrio de Gràcia, y de eso hace ya veinte años, tengo pasión por el té. Todo empezó por una pequeña tienda que abrió en la calle del Diluvi, donde me inicié en la cultura de esta infusión que hoy en día es parte indispensable de mi vida.

Allí empecé a comprar té verde a granel y a conocer las distintas variedades. De vez en cuando frecuentaba una segunda tienda en la calle Bonavista, donde se vendían mezclas personalizadas. La propietaria argentina se publicitaba como una de las once «narices absolutas» del universo del té, y al parecer había creado mezclas especiales para el Dalai Lama y Lou Reed, entre otros.

La tercera tienda de té, que hoy es mi segunda casa, pertenece a los autores de este libro. Conocí Interior de Té por casualidad el 2010, mientras preparaba el libro *Barcelona espiri-*

tual, al final de una época en la que escribí varias guías de viaje sobre mi ciudad.

Además de vender las mejores cosechas, es la única tetería como tal que actualmente existe en Gràcia y, de hecho, se ha convertido en mucho más que un salón de té. Es lugar de reunión de escritores, filósofos y gurús del crecimiento personal, entre otros personajes inclasificables.

Algunos de ellos viven literalmente dentro de la tetería. Desde este pequeño local lleno de magia llevan sus negocios, organizan reuniones, atienden consultas espirituales o dan clases de novela, como ha sido a veces mi caso.

De los cientos, tal vez miles de locales que hay en Gràcia, ninguno concentra la cantidad de historias que se entretejen aquí. Alguna vez que los dueños no han logrado abrir, por tener que atender algún asunto personal, encuentras a los habituales de este oasis vagando por los alrededores como almas en pena, como si estuvieran perdidos en el espacio exterior.

Además de ser casa y punto de encuentro de esta comunidad espiritual, Meiai y Armando, los propietarios, son verdaderos maestros del té. Éste es el motivo por el que hará casi un año que les animé a que hicieran un libro.

En mi etapa de editor y redactor, yo mismo escribí bajo pseudónimo un par de obras sobre el té. Una de ellas, *Todos los tés del mundo*, se reeditó innumerables veces. Sin embargo, no dejaba de ser una antología de informaciones que yo había recogido aquí y allá, incluyendo cuentos, aforismos y otras perlas relativas a este mundo tan delicado y aromático.

Háblame de té está escrito por dos auténticos expertos que viven de, por y para el té. Yo sólo he supervisado de reojo la creación de este libro, con edición posterior de Carmen Domingo y Víctor Jurado. Cuando ya estaba muy avanzado, pedí a sus autores, un *expaparazzi* madrileño y una joven del sur de China, que explicaran su bella historia. A continuación, me limito a transmitirla tal y como me la han contado.

Los autores de este libro

Meiai Lin nació en Fuzhou, China, a finales de los años setenta en el seno de una familia de cultivadores de ostras y de agricultores de té. Armando Laborda nació en España, a mediados de los sesenta en una familia de médicos de Chamartín. Sus historias de vida no tenían conexión alguna. Se diría que no existía ningún punto en el que el destino hubiese fijado un cruce de caminos. Mientras ella vivía una existencia típicamente normal en la China de provincias, rural y marinera, él lo hacía con un pie en Madrid y otro en Albacete, de donde es originaria su familia.

Sin embargo, quién sabe por qué, el azar quiso hacer su trabajo para que desde hace un tiempo Meiai y Armando sean uno.

Meiai, una mujer de la provincia de Fujian, cuna de muchos de los mejores tés del mundo, llegó a España sin papeles y con una mochila llena de incertidumbres. En ese momento, Armando remaba en aguas turbulentas dentro de la prensa del corazón. La casualidad quiso que se cruzaran en medio de sus respectivos huracanes en un restaurante del Eixample barcelonés donde ella trabajaba.

Se vieron una, dos, tres… mil veces y, con el paso del tiempo, surgió el amor que se profesan en la actualidad. Y en su

7

convivencia se desvelaron, uno al otro, costumbres y ritos diarios desconocidos.

Uno de ellos está relacionado con el té. Meiai abría cada mañana una bolsa de brocado de seda que guardaba en su interior otra bolsita, de aluminio plastificado compactada en forma de ladrillito. Llevaba impresa en idioma chino un texto que relataba las bondades del té que albergaba dentro. En letras más grandes y en pictograma caligrafiado a mano destacaba: Tie Guan Yin Oolong Cha (El té Oolong de la Deidad de la Compasión de Hierro).

De ella, Mei extraía con suma delicadeza un puñado de bolitas de color esmeralda. Hervía el agua, con cuidado de que no estuviese mucho tiempo en ebullición, siempre de una marca concreta, ya que tenía un sabor más dulce que otras.

Escaldaba las hojas y retiraba el agua inmediatamente. A contraluz, las bolitas de jade empezaban a abrirse lentamente, desprendiendo un vapor azulado en forma de pequeños remolinos. Poco a poco, se desplegaban hermosas hojas que emanaban un exquisito aroma a jazmines y acacias.

Poco después, la pequeña tetera de barro estaba completamente llena de hojas abiertas de un vivísimo verde esmeralda. Meiai la llenaba de agua muy caliente, hasta rebosar por la boca y la tapa. Luego retiraba un poco de espuma que se había formado en la superficie del agua. Tras tapar la tetera llena de agua y hojas, vertía entonces un poco más de agua sobre ella. Esa agua, que quedaba adherida sobre la superficie, se iba evaporando en unos segundos, dejando un fragante vapor.

Al secarse la superficie de barro, llenaba las tazas de un amarillento licor prístino, limpio y transparente. El aroma a flores, la calidez de la taza, el gorgoteo con el que ella absorbía sonoramente un humeante licor y su amplia sonrisa tras el primer sorbo formaba su rutina diaria. Y la magia del té les compensaba por el poco español de ella y el nulo conocimiento de él de la lengua china.

La llegada de la crisis del 2006 provocó que algún político se convenciera de que los culpables de todo eran los chinos, por lo que había que hostigar a esa comunidad en las salidas del metro, en sus plazas y zonas de paso habituales en Barcelona. Mei, al no tener los papeles en regla, estaba en peligro de ser devuelta a China si algún control policial daba con ella. Y el matrimonio era la única salida.

Solventado el problema administrativo, quedaba encontrar trabajo para ella en plena crisis del ladrillo, con cientos de miles de puestos de trabajo perdidos cada mes. La solución estaba en enfocarse en la propia creatividad y, en vez de esperar a que alguien ofreciera un trabajo digno, la decisión más realista era inventarlo.

Mei no tenía conocimiento de idiomas, pero sí un saber innato de la cultura del té en la que había nacido. Parte de su familia regentaba una plantación de té oolong y una pequeña fábrica donde procesaban uno de los más extraños y preciados tipos de hoja de té del mundo: el Tie Guan Yin. Poseía experiencia y buen aprendizaje sobre una industria que estaba a punto de marcar una huella importante en sus vidas.

Decidieron al fin crear su propia empresa de importación de té. Hablamos del té de la China rural, del de los abuelos de Mei y de los abuelos de sus abuelos, del que se produce más por amor que por negocio, del de la tradición que se pierde en la niebla de las leyendas.

Ella evoca así su primer contacto con el té de la mano de su abuela: «Siendo muy pequeña, con unos cinco años, recuerdo las tardes de juego interminables, corriendo a lo largo de un arroyo que bajaba desde las montañas hacia la costa. Al volver a casa, mi abuela siempre preparaba un puñado de té verde con jazmín en un enorme termo rojo con unas peonías impresas. Para mí era el momento de refrescarme, después del calor agobiante de la tarde».

Fue en el 2010 cuando lograron abrir un pequeño negocio de té. Armando lo cuenta así: «Dimos muchas vueltas por Barcelona hasta encontrar un pequeño local cerca del mercado de la Libertad. Creamos la tienda con muy poco presupuesto. Y ahora, visto desde la distancia, reconozco que sabíamos muy poco de nuestro oficio».

Mei se marchó a China para empezar a comprar hojas en primavera. Allí estuvo recogiendo contactos y compras durante un mes, que fue especialmente duro para ella. Había estado ausente de su país casi cuatro años y había dejado allí al cuidado de NaiNai, la abuela materna, a su único hijo siendo todavía un bebé.

El reencuentro entre ellos después de tanto tiempo fue extraño. El pequeño miraba con timidez a su madre, protegido tras las faldas de la abuela. Poco a poco se fue acercando a ella hasta tocar levemente su mano. Una vez que sus dedos se rozaron, ya no se separaron más en todo el tiempo que Mei estuvo en China.

A su regreso, abrir las puertas de Interior de Té supuso para Meiai un gran desafío. Tenía un vocabulario de español de apenas cincuenta palabras, claramente insuficientes para afrontar un negocio de cara al público en Barcelona. Armando, por su parte, tenía que atender sus obligaciones laborales como *paparazzi*, y marchó a Baleares, a la semana de abrir, para cubrir la campaña estival de fotos de personajes famosos en sus vacaciones, dejando a Mei «sola ante el peligro».

Los primeros meses del negocio fueron muy áridos. Un local con aspecto de botica oriental, con una mujer sola, tés con nombres impronunciables ofrecidos, eso sí, tras una sonrisa constante... Para los primeros clientes, cruzar la puerta era una experiencia propia del otro extremo del mundo. El premio se materializaba en una bolsa de té que difícilmente podía compararse con los productos de los supermercados o las tiendas europeas especializadas en té.

Un año y medio después, cambiaron de ubicación a una destartalada cafetería que acababa de cerrar justo al lado para poder ofrecer también la posibilidad de degustar *in situ* sus productos.

Poco a poco fueron incorporando muebles y objetos traídos de China, propios de la cultura del té, muy apreciados por clientes que gustan de practicar los estilos chinos de preparación de la camelia.

Con el nacimiento de su hijo pequeño, Armando pasó a sustituir a Mei durante un tiempo tras el mostrador, coincidiendo con la caída de la prensa del corazón. Había cierre de agencias, fotógrafos que no cobraban por sus trabajos y unos precios por los suelos.

Esto acabó de decidir a Armando a abandonar para siempre su época de *paparazzi*. Al fin y al cabo, ¿quién mejor que él para ofrecer un poco de adaptación cultural a los clientes de los términos y costumbres chinas del té que le iba transmitiendo Mei en el día a día?

Ella, por su parte, comenzó a prepararse para su titulación como especialista y maestra de té en la provincia de Fujian. Para certificarse, aprovecharía para realizar cursos intensivos durante sus visitas a China, así como a distancia. De este modo fue como, poco a poco, se convirtieron en marchantes de té. Y, casi sin darse cuenta, el té se convirtió en el centro de sus vidas.

Este libro es un vehículo para llevar esta historia de amor entre Oriente y Occidente al hogar de todos los lectores, para que descubran los secretos y el alma de la infusión más saludable del mundo.

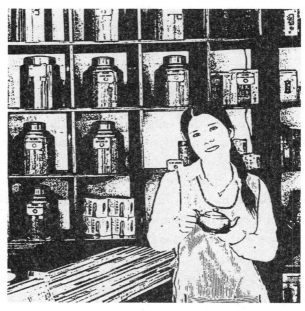

Meiai en los primeros meses de abrir la tienda de té

1

¿QUÉ ES Y QUÉ NO ES EL TÉ?

Cuando observamos el delgado hilo de vapor que sale de la boca de nuestra tetera, el mundo y sus problemas se quedan relegados a un segundo plano. Toda nuestra atención se limita a enfocarse en objetos muy sencillos. La sensación del calor, el penetrante aroma que impregna toda la estancia, el tacto del vaso de porcelana al contacto de los labios, el perfil de la tetera, la textura de la mesa... En definitiva, vemos cómo la magia mental del té empieza a funcionar de inmediato y nos ayuda a apaciguar por un momento los nervios, a aguardar con relativa paciencia las próximas sensaciones que nos acariciarán y a darnos alivio para volver a afrontar el día a día.

El juego es, en realidad, mucho más complejo de lo que parece, pero tratamos de simplificarlo hasta el punto de que las palabras casi sobran.

Espacio. Calma. Recogimiento. Sensación. Plenitud. Fantasía.

A partir de aquí, cada cual desarrolla su experiencia en función de muchos otros factores. Podemos ser analíticos, sensoriales, creadores de mundos nuevos, agresivos o pacíficos. El té, como todo, está vacío de contenido concreto y somos nosotros quienes debemos dárselo; si no fuese así, todo el mundo, bajo cualquier circunstancia, experimentaría las mismas, idénticas, sensaciones y experiencias sin un ápice de variación. Al observar desde su base una grandiosa montaña, cada persona experimenta diferentes sensaciones. Unos perciben la poesía de la naturaleza, otros perciben la mano de un creador supremo, otros tienen miedo, otros euforia... Siendo una misma montaña para todos, cada cual experimenta sensaciones y emociones diversas. Si la realidad, la montaña en sí, fuese la misma para todos, por lógica, para todos proyectaría las mismas experiencias y sensaciones. Pero podemos deducir que no, que cada cual tiene su propia proyección del mundo y de todo lo que éste contiene. Por ello podemos afirmar que cada uno experimenta un universo único, aunque compartimos experiencias y espacios parecidos. Con el té pasa lo mismo.

Experimentar una taza de buen té nos desplaza normalmente de nosotros mismos. Nos lleva a un lugar mental en donde las diferencias de raza, clase social, nivel económico y otras, se difuminan. Relajamos nuestra visión crítica y aceptamos naturalmente el diálogo con extraños.

Llevamos años viendo cómo personas que no se conocen de nada entablan conversación y amistad desde su vecindad de mesa, al calor de una taza de té. Hay reacciones químicas en nuestro organismo que nos relajan y nos predisponen a estar más comunicativos.

Como dueños de una casa de té, hemos observado que muchas personas demandan un tipo de té «que sirva para relajarme». En realidad, el té es una planta excitante, sin embargo, aunque parezca una contradicción, realmente ofrece la posibilidad de estar relajado. Damos por supuesto que hay descargas de dopamina en nuestro cerebro al ingerir té, y esto nos produce sensaciones placenteras, pero hemos descubierto que hay algo más poderoso que nuestra química neuronal.

El placer de preparar uno mismo el té, con elementos sencillos: agua, calor, unas pocas hojas, un recipiente de barro, también es una buena fórmula de relajarse. La concentración que ponemos al preparar té, contando el tiempo, observando las hojas cuando absorben el agua y dejan de flotar, detectando indicadores de que nuestra infusión está en su punto, percibiendo sensaciones placenteras como el calor, el aroma, el tacto de la porcelana, nuestros pequeños rituales…, todo ello hace que nuestra mente se enfoque hacia dentro, que deje de percibir el exterior, que deje de estar a la defensiva de un mundo agresivo y se deleite en el juego de sensaciones cambiantes que nos proporciona nuestro rito del té.

En ese proceso mental tan íntimo, el té juega el papel de otorgarnos el poder de la atención plena, de la claridad mental. Mucha gente considera la preparación del té como una meditación en toda regla. Hay algo de cierto en ello, por tanto consideramos que el té y su preparación tienen el poder de hacer un cambio, el poder de transformar lo ordinario en extraordinario. Pero todo ello depende en última instancia de cómo lo hagamos, de cómo sea nuestra actitud mental y de cómo imputemos, sobre el té y nuestro ritual, algo fuera de lo cotidiano.

Hay pocas cosas que ofrecen una alta satisfacción a cambio de un precio bajo. El té es una de ellas. Preparar un buen té es sencillo: sólo necesitamos ganas de hacerlo. Lo demás es variable, pero sin el deseo de OFRECER, a uno mismo o a los demás, no es posible. Por tanto, el primer ingrediente que necesitamos para prepararlo es la generosidad. El deseo de agradar. Por ello nos resulta tan agradable tomar té, porque lleva inscrito en nuestros gestos y en la acción misma de prepararlo la intención de beneficiar a los demás, así como el hecho de ACEPTAR lo que tú, generosamente, me ofreces para mi deleite. Es por tanto el mundo del té y su cultura, una forma íntima, a nuestro alcance, de cambiar el mundo en algo mejor. Gandhi nos proponía *ser* el cambio que deseamos para el mundo, y usando esas pocas hojas de buen té podemos transformar nuestro estresado mundo en un lugar más habitable, más amable.

Es evidente que bebiendo té no vamos a solucionar ningún problema concreto, pero sí los afrontaremos con energías renovadas y con una mente en paz, libre de la ofuscación del enfado, frustración y otros estados opresivos.

En Occidente el té llegó según los historiadores de manos de exploradores y comerciantes holandeses, portugueses, alemanes e ingleses. Todo el litoral del sudeste de China es cercano a las zonas de cultivo de plantas de té oolong, té verde y té negro. El té conquistó rápidamente los corazones de europeos, rusos y americanos. No es casualidad que los tés que primero calaron en el gusto europeo fueran originarios de Fujian. Anxi y Wuyi Shan eran dos comarcas productoras que supieron hacer del comercio de la camelia un sustento importante para la economía local y del reino.

Pero empecemos por el origen, ¿qué es el té?

El té es la hoja procesada, o no, de la camelia china o *Camellia sinensis*, una planta que tiene múltiples variedades, algunas de ellas aptas para el consumo diario humano.

De ella proceden todos los tipos populares de té que consumimos: blanco, verde, oolong, negro, rojo/oscuro, amarillo y reprocesados. Algunos no ofrecen dudas sobre su procedencia y proceso. Sin embargo, hay otros que suponen un verdadero reto comprenderlos debido a la falta de información así como a su escasez en las tiendas, sobre todo en Occidente.

De todas las *camellias*, hay dos grandes variedades comestibles:

- *Camellia sinensis sinensis* (camelia china de China)
- *Camellia sinensis assamica* (camelia china de Assam)

Además de los tipos de té que dependen del procesado, y los varietales,[1] adecuados para procesar uno u otro tipo de

---

1. Varietal: expresión relacionada con el tipo de planta y que no se debe confundir con las variedades de té. Los varietales son genéti-

té, hemos de prestar atención al concepto de *terroir*, un término que hace referencia al terreno de donde proceden las plantas.

Esta referencia abarca el clima en general del terreno, la orientación de las plantas, la composición química del suelo, el régimen de lluvias o nieblas durante el ciclo anual, la fauna y la flora circundante, el clima durante el período de la cosecha y otros muchos factores de importancia que afectan a las plantas de esa zona concreta. Estos factores han dado como resultado un salto cualitativo para algunos tipos de té que antiguamente eran anónimos y hoy día son altamente apreciados y valorados:

1. Algunos oolongs como el Tieguanyin o el Dahongpao.
2. Puerhs de procedencias concretas como puede ser el Menghai, el Yiwu o el Nanuo.
3. Blancos, especialmente aquellos procedentes del área de Fuding, en la provincia de Fujian.

Claro que en general, en Occidente, es común pensar que todos los tés verdes, por ejemplo, son iguales, pero el buen conocedor *sabe* que este concepto del terreno donde crece la planta es determinante de la calidad de la materia prima.

---

camente diferentes plantas de té (dentro de la familia de la *Camellia sinensis*). Una variedad de té, en cambio, puede estar elaborada con diferentes varietales y de ese modo tener el mismo nombre. Los tés más caros o prestigiosos a menudo se nombran con el nombre de la variedad utilizada.

No todo lo que se infusiona es té

Hay varias hierbas y plantas que se denominan popularmente té, pero no lo son. Es común escuchar los términos té de tila, té de coca, té de hibiscos o Jamaica, té de roca... Ninguna de las infusiones mencionadas son té. Ya que estamos sumidos en la cultura china del té, aclararemos que existen otros ejemplos más confusos que proceden de ella. Es el caso del Kuding-cha y del Jiao Gu Lan.

✓ Del Kuding-cha hay dos tipos: *Ilex Kudingcha*, que posee hojas muy largas y lanceoladas que recuerdan un poco a las del eucalipto por su forma. Su presentación habitual es en forma de bastoncillos que se producen enrollando las hojas en forma de canutillo y deshidratándolas. Se encuentran con facilidad en supermercados orientales y no suele ser apto para paladares sensibles. El primer contacto con esta infusión es inolvidable. Su característica gustativa es un amargor que cambia en la boca a medida que pasa el tiempo tras haberlo bebido.

El otro tipo de Kuding-cha es la hoja tierna y pequeña del *Ligustrum Robustum* y es el que más se parece a la hoja del té de verdad. Esta pequeña hoja tiene forma lanceolada ovalada con diminuto dentado en el borde y al contacto con el agua despliega un color verde trébol muy bello. Posee un aroma y sabor algo dulzón que recuerda al regaliz pero con un carácter claramente amargo. Es muy difícil de encontrar en tiendas en Europa por la falta de demanda y desconocimiento del público sobre el mismo.

✓ El Jiao Gu Lan es una planta asiática de la que se usan las hojas en forma de infusión, aunque también en cocción sobre todo si se usa la raíz. Utilizado en numerosas ocasiones como sustituto del ginseng, ya que tiene la mayoría de los beneficiosos compuestos que han hecho famosa a la planta coreana.

En España, por ejemplo, es muy conocido el té de roca (*Jasonia glutinosa*), que no tiene nada que ver con la camelia china. Se consume en infusión y en cocción y sirve sobre todo para calmar malestares digestivos; podemos encontrarlo en herbolarios y tiendas de dietética.

Tampoco son té el resto de las infusiones procedentes de otras especies botánicas, tal como las hojas de plantas medicinales, las flores, los cereales tostados y raíces que, hervidas o en infusión, producen magníficas pócimas que nos ayudan a reconfortarnos pero que en rigor han de considerarse otra cosa: infusiones o tisanas.

Por tanto, no es té el poleo, la melisa, la hierbabuena, el boldo, el mate y un largo etcétera de plantas que se preparan también en infusión; son especies botánicas diferentes al té.

En Sudáfrica, por ejemplo, se recolecta un arbusto espinoso llamado *Aspalathus linearis*, conocido popularmente como roibos, que cada vez es más popular en nuestro país. Procesado en términos parecidos a la camelia china, da resultados óptimos para realizar infusiones. Se procesa en crudo (roibos verde) y en oxidado (roibos rojo, el más común). El rojo se extiende al sol y se deja oxidar, adquiriendo ese tono anaranjado característico. Posee un gran aporte de antioxidantes y vitamina C. Su uso para la piel es destacado, pues es útil para calmar irritaciones, infecciones cutáneas y quemaduras, pudiéndose usar incluso de forma tópica en compresas, aunque mancha un poco.

Una vez preparada la infusión, genera un licor rojo-anaranjado, con cuerpo, que se diferencia del sabor del té en que tiene menos acidez y es algo dulzón.

El té (*Camellia sinensis*) en la mayoría de los casos debe someterse a complejos procesos de transformación, que comúnmente conocemos como procesado. Desde el desplume o recolecta de la hoja hasta el empaquetado, cada tipo de té tiene su propia secuencia de procesos. En las próximas páginas trataremos de dar luz al asunto mientras le sugerimos que, una buena forma de apreciar la lectura en toda su plenitud, sería hacerse una cálida taza de cada uno de los tipos de té que les vayamos describiendo.

2

UNA TAZA DE SALUD: LOS BENEFICIOS DEL TÉ

Desde la noche de los tiempos se ha usado la planta del té como remedio para la salud. Las primeras referencias escritas sobre la planta del té las encontramos en textos chinos de economía doméstica escritos en torno al año 1500 antes de Cristo, aunque su descubrimiento parece ser responsabilidad de un rey casi mítico, Shen Nong, quien hace 5 000 años, además de gobernante era medio dios, médico y biólogo.

Nuestro protagonista se dedicó a probar y clasificar las plantas medicinales y fue él quien elaboró el primer catálogo de farmacopea en la civilización asiática. Se dice de este rey que probaba en carne propia los posibles efectos medicinales de las plantas que iba descubriendo, llegando a peligrar su vida en varias ocasiones debido a la ingesta de la planta equivocada.

En tiempos tempranos, la *Camellia sinensis* se usaba de modo diferente a como lo hacemos hoy día. Casi no se procesaba y se cocía junto con otros componentes como el jengibre, la canela, la sal y la manteca. Poco a poco se fue depurando el tratamiento sobre las hojas recolectadas y se fue descubriendo que la camelia, por sí sola, podía utilizarse no sólo como remedio de salud, sino también como medio de socialización.

Con el desarrollo de la Medicina Tradicional China, el té ha sido incorporado dentro del catálogo médico de plantas y tratamientos, principalmente porque es una planta que en Asia es muy abundante y cualquiera que salga a la montaña tiene posibilidades de encontrarla para usarla medicinalmente.

Dentro del sistema médico de la Medicina Tradicional China, el doctor intenta que el paciente sea el responsable de su cura, que el paciente tenga equilibrio en sus hábitos de vida, en su alimentación, en su reposo. La salud depende de que las distintas tendencias de energía corporal estén en equilibrio, de modo que no tengamos exceso de calor ni de frío y que tampoco tengamos escasez de uno y otro. En este doble equilibrio de exceso y de ausencia descansa el concepto de naturaleza del té.

Las sorprendentes propiedades de las infusiones

En el año 2012, nada más nacer nuestro hijo pequeño y cuando yo acababa de incorporarme a la tienda con muy poca experiencia delante del público, un lunes por la mañana entró una mujer y nos preguntó si teníamos harpagofito.

Los dos nos miramos intrigados.

No teníamos ni idea de qué era el harpagofito y así se lo dijimos. En cuanto salió de la tienda, nos dispusimos a consultar con el gran oráculo de Google: **Harpagophytum**, planta que sirve para aliviar dolores articulares, tendinitis, pérdida de apetito...

No había pasado ni media hora cuando, de nuevo, otra mujer nos preguntó por el harpagofito. «No, no tenemos», le contestamos un tanto sorprendidos ya por la repetición. Sin embargo, no habían acabado ahí las casualidades: durante dos días, a cada rato, entraba algún cliente y nos preguntaba por dicha planta. Nuestra intriga se volvió insoportable. ¿Qué estaba pasando con esa planta? Al final, dejándonos de formalismos, decidimos preguntar a la siguiente persona que entrara pidiéndolo. Era una chica joven. Nos miró, sonrió y nos dijo: «No sé, yo he leído en el **Pronto** de esta semana que el harpagofito te hace crecer las tetas...».

La naturaleza del té: caliente-neutro-frío

En el campo de la salud proponemos clasificar los diferentes tipos de té en función de su naturaleza y no tanto por su tipo (blanco, verde...). Cuanto menos procesado sea un té, tendrá una naturaleza más fría. Cuanto más procesado sea un té, tendrá una naturaleza más caliente.

Un ejemplo de lo anterior sería el caso del té verde. Dentro de los tés verdes, hay tantos tipos y tan diferentes entre sí como el Houjicha japonés, que se compone de la hoja y sus ramitas, que han sido sometidas a un tueste intenso. Posee muy poca cafeína y tiene una naturaleza caliente si lo comparamos con el Zhu Ye Qing de China, que son pequeños brotes de hoja verde de naturaleza fría y alto contenido en cafeína. Este ejemplo demuestra que dentro de un mismo tipo (verde) hay muchas diferencias entre unos y otros y, por supuesto, no funcionan igual ni tienen los mismos efectos en el organismo.

Tenemos por tanto tres tipos de naturaleza del té:

calientes, neutros y fríos.

25

Los tés de naturaleza fría

No tiene nada que ver con la temperatura de la infusión en el momento de tomarla. Un ejemplo de planta de naturaleza fría es la menta. Aunque tomemos una infusión de té a la menta muy caliente, el resultado de su ingesta será, por más que nos sorprenda, que nuestro cuerpo se sentirá refrescado. Pertenecen a este grupo la mayoría de los tés blancos, la mayoría de los tés verdes, la mayoría de los tés amarillos, algunos oolongs, algunos puerh crudos y tés mezclados con flores como el jazmín, crisantemo, caléndula y osmanto.

Estos tés tienen como característica que refrescan el cuerpo y dejan una sensación de limpieza y frescor tras haberlo ingerido. Son diuréticos e hidratan el cuerpo actuando de arriba hacia abajo. Son buenos aliados en época veraniega, cuando el calor aprieta. Además, hacen sudar con facilidad, por lo que se convierten en refrescantes.

No son adecuados para personas con hernia de hiato e irritación de estómago e intestino. Tampoco son adecuados para personas que tengan insuficiencia renal aguda, porque estimular el riñón en esas situaciones puede derivar en desequilibrios severos. Son muy adecuados para personas que tienen sofocos habituales, que sufren dolores de cabeza con facilidad, personas muy estresadas, mujeres que estén pasando por el proceso de menopausia o personas que padezcan sobrepeso.

Tés de naturaleza neutra

Pertenecen a este grupo los oolongs chinos, tanto Qing Cha como Yan Cha, los oolongs de Guandong, algunos tés negros de baja oxidación, los tés amarillos y algunos puerhs crudos de maduración larga (viejos). Su principal característica es que ni enfrían ni calientan. No suelen tener gran contenido en cafeína y por tanto no son muy excitantes. Aportan equilibrio y generan sensación de calma y plenitud, hidratan, y aportan nutrientes sin generar sensaciones extremas de calor o frío. Funcionan bien como expectorante, eliminan grasas y ayudan a controlar el colesterol. Por su alto contenido en flúor, son protectores del sistema dentario y ayudan a prevenir caries, sobre todo por su efecto antibacteriano. Ayudan contra el estreñimiento y tienen función antibiótica natural.

Tés de naturaleza caliente

Pertenecen a este grupo la mayoría de los Hei Cha, los Puerh Shu, tés negros (Hong Cha), algunos verdes y oolongs muy tostados y tés mezclados con ginseng. Este grupo de tés aportan calor al cuerpo, generando sensación de energía. Ayudan a prevenir problemas coronarios y mejoran, como antiinflamatorio, problemas derivados de la arterioesclerosis.

Estos tés producen bajadas de glucosa en la sangre bastante pronunciadas y hay que tener en cuenta esto al ingerirlos, especialmente los diabéticos. Ayudan a reducir lípidos en sangre, lo que los hace muy útiles en enfermos arteriales con colesterol alto. Del mismo modo, son muy digestivos, pues aportan calor para encender el fuego de la digestión. En procesos de diarreas, estos tés, especialmente el puerh, ayudan a recuperar el control sobre nuestros líquidos. Y ayudan sobre todo a estabilizar nuestros intestinos sobreenfriados.

Química del té y pruebas científicas

¿Cómo sabe un científico que el té es antioxidante? ¿Lo toma y espera cien años para saber si su piel envejece? ¿Y para asumir sus propiedades anticancerígenas? ¿Espera a tener cáncer y aplicar cataplasmas del té que le ha sobrado a la tarde para erradicarlo sin más? La cafeína del té se descubrió en 1827 y le fue asignado el nombre de teína, pero cuando se descubrió que tenía la misma estructura molecular y propiedades que la cafeína del café, descubierta en 1825, dejó de usarse este nombre y se le aplicó el del compuesto proveniente de la planta del café.

En 1924, los científicos japoneses M. Miura y la profesora M. Tsujimura descubrieron la vitamina C presente en el té, y en los años treinta se aislaron las principales catequinas. Pero no fue hasta la década de los cincuenta cuando todos estos estudios fueron corroborados con la incorporación de nuevas técnicas de estudio en laboratorio.

Yukihiko Hara expone en su obra *Green Tea. Health benefits and properties* una descripción exhaustiva de los beneficios químicos del té verde sobre la salud. Revela cómo científicos abnegados han dedicado vidas enteras para descubrir de forma metódica cómo funcionan los polifenoles como antioxidantes, y cómo posibilitan la acción bactericida de la planta, inhibidora de la acción de ciertos hongos y mohos tóxicos, antivírica y anticancerígena. A través también de los polifenoles, explica cómo reducen las grasas excesivas en tejido muscular, cómo reducen la tensión arterial y cómo rebajan los contenidos en glucosa en la sangre. Igualmente neutralizan la actividad del metilmercaptano, principal responsable del mal aliento.

La cafeína (repetimos, el té no tiene teína sino cafeína) tiene una presencia en la hoja de entre el 2 % hasta el 5 %. Es un estimulante del sistema nervioso central y ayuda a reforzar la contracción muscular, clarifica la mente, fomenta la circulación de la sangre y ayuda a eliminar toxinas a través de la orina. Promueve la secreción de los jugos gástricos y la digestión de los alimentos. Está presente en la hoja del té en forma de metilxantinas, que al igual que los polifenoles, los produce la planta como barrera natural a plagas y demás ataques externos. Esta sustancia es la responsable del sabor amargo en el té.

Los polifenoles, presentes en la planta hasta un 30 % según los tipos de té, son compuestos que elabora para defenderse de los ataques de insectos en forma de metabolitos, y son derivados de los aminoácidos que forman la planta a través de la radiación solar. De este concepto se deduce que a más exposición de la planta al sol, mayor cantidad de polifenoles habrá en la hoja. Como estudio empírico se ha comprobado que el momento de mayor contenido de polifenoles y aminoácidos en las hojas es el mes de agosto, que coincide con la máxima radiación solar del año. A su vez, la parte de la planta que más de estos compuestos acumula es la parte más aérea, y es el brote y la primera hoja quienes tienen los máximos niveles.

Un tipo de polifenoles denominado flavonoides llama la atención a los científicos por su gran influencia sobre la salud. Especialmente influyen como antioxidantes, antiinflamatorios y antipiréticos. Dentro de los polifenoles no oxidados, hay un subgrupo denominado catequinas. Las catequinas más importantes son: epicatequinas, epicatequina-gallato, gallocatequina, epigallocatequina y epigallocatequina gallato (EGCG), siendo la última la más activa e influyente en la salud humana.

La bomba matcha

Hace tiempo, una señora que cada día bebe té de naturaleza caliente, concretamente puerh prensado viejo, pidió un bol de matcha para saciar su curiosidad. Esta mujer, que tiene unos ochenta años, veía que algunos clientes de una mesa cercana estaban tomándolo y le llamó la atención ese té de color verde tan intenso, espumoso y servido en esos boles característicos. Al verterlo, se le previno que aquel era un té bastante potente y que tenía una naturaleza que quizás no fuera la mejor elección para su gusto. Ella, no dando mucho crédito a esas palabras, insistió en que ya sabía lo que era el té, y solicitó, un poco enfadada, que le sirviera lo que me pedía. Lo tomó con ganas y, aunque le agradó el sabor, el último trago le costó un poco, dejando incluso algo en el bol. Al día siguiente, pidió su té habitual y comentó que el matcha del día anterior estaba en mal estado porque, tras tomarlo, le había producido un malestar terrible y un episodio leve de diarrea bastante molesto.

Es evidente que el té en este caso le produjo un exceso de acidez y un trastorno digestivo por exceso de ying. La fragilidad digestiva propia de la señora hizo que le fuera imposible procesar aquella bomba. La potencia del té, junto con su naturaleza fría, habían producido una mala digestión.

No podemos dejar de prestar atención al matcha. La razón principal es que además de ser un té de gran calidad, si es verdadero matcha, consumimos el 100 % del contenido de la hoja. Esto puede generar malas reacciones en un estómago delicado. Del matcha no queda ningún residuo, lo bebemos todo. Sin embargo, en el té en hoja consumiremos una parte y otra quedará atrapada en los residuos que quedan en la tetera.

Aparte del matcha, cualquier tipo de té posee cualidades que pueden ser beneficiosas para nuestra salud. Es importante que le demos prioridad a su naturaleza caliente-neutra-fría para ajustarnos a nuestras necesidades evidentes, y luego enfocarnos en uno u otro tipo de té en función de su mayor o menor presencia en compuestos.

En el tracto intestinal, los tés ayudan a mantener a raya a diferentes tipos de virus. En tejidos musculares, favorecen el mantenimiento de la flexibilidad de los mismos, y eso en el corazón tiene un efecto muy útil para prevenir infartos. Los aminoácidos aportan el sabor dulce al té. Los japoneses tienen el concepto del sabor *umami* como un nuevo sabor básico de los alimentos, junto con los primarios ácido, amargo, dulce y salado. El té posee ese sabor, entre otros, y depende del alto contenido de aminoácidos del tipo L-Theanina. Al contrario que en los polifenoles, el contenido de aminoácidos en la hoja del té está relacionado con la ausencia de radiación solar. De ahí que en algunas zonas productoras de té, las plantas se cubran y protejan para bloquear la radiación que éstas reciban.

El resultado es que las hojas de té desarrollarán un sabor dulzón que llena la boca. Además, los aminoácidos del té son los responsables, en combinación con la cafeína, de producir alerta mental, concentración y claridad mental.

No es nuestra intención hacer un extenso relato de todos los compuestos del té y sus beneficios, hay muchísima literatura científica al respecto, sin embargo sí quisiéramos animar a todo el mundo a experimentar con el té y tratar de observar

31

en el transcurso de nuestra vida cotidiana los beneficios que esta planta nos puede aportar.

Quizás el primer beneficio que pudiéramos enumerar es el de la maravillosa calma y tranquilidad que puede aportarnos, no tanto por beberlo sino por prepararlo. El siguiente beneficio del té es que, independientemente del tipo que tomemos, estaremos hidratando el cuerpo y aportando calor al estómago, lo cual es altamente beneficioso para nuestra salud. Este aporte de agua es vital para que nuestros órganos funcionen correctamente y transporten sangre abundante, y eliminen toxinas y otros residuos corporales que, de otra manera, pudieran generar enfermedades y problemas al cuerpo y a la mente.

¿Qué órganos se benefician de la ingesta de té?

Si nos tomamos un té blanco o verde, la piel y el cabello son los principales beneficiarios. Esto es debido al efecto de las catequinas (EGCG) sobre melanomas y otros tumores de la piel.

En pruebas de laboratorio en Japón, se comprobó que había una protección mayor frente a los tumores en ratones gracias a la aplicación tópica de estos compuestos procedentes del té verde.

Existen numerosas pruebas de laboratorio en las que se ha estudiado la influencia del té sobre distintos tipos de tumores con resultados prometedores en poblaciones alimentadas con dosis equivalentes a seis tazas de té al día, cantidades perfectamente asumibles por cualquier persona sin sufrir efectos secundarios negativos.

Las enfermedades cardiovasculares tienen una relación directa con la dieta, especialmente visible en la formación de depósitos de lípidos en arterias, disminuyendo el flujo sanguíneo y produciendo inflamaciones de tejidos y rigidez. Se ha demostrado en estudios en seres humanos que la ingesta de té verde tiene una influencia directa en la protección arterial. En Japón se hizo un estudio en el año 2001 sobre esta materia y se concluyó que una ingesta de diez tazas de té verde disminuye drásticamente el riesgo de enfermedad cardiovascular. Lo mismo se ha comprobado en estudios relacionados con el colesterol sometiendo a población humana a ingestas de diez tazas diarias.

La diabetes lleva asociado un trastorno en el metabolismo de la glucosa y los lípidos por acción de la insulina procedente del páncreas. La ingesta prolongada de té verde y su efecto sobre la obesidad y la diabetes producen reducciones importantes en ambas.

Por otro lado, se ha descubierto una relación entre el consumo de té y una mayor densidad ósea en poblaciones humanas de entre 65 y 76 años, reduciendo por consiguiente el nivel de riesgo de osteoporosis en aquellos individuos que ingieren habitualmente té.

Las propiedades antibacterianas del té se han constatado en numerosos estudios con resultados sorprendentes en la inhibición tanto de bacterias como de virus.

Pero lo mejor de todo esto es que cada tipo de té tiene sus propias características, con variaciones en la química de las hojas, lo cual es una buena oportunidad, en función de nuestras necesidades o deseos de cada momento, para conocer más de un tipo de té y no estancarnos en un solo sabor y textura:

- Escogeremos tés verdes y blancos para beneficiarnos de un mayor porcentaje de catequinas y polifenoles, al tiempo que refrescaremos el cuerpo y estimularemos los riñones para eliminar toxinas a través de la orina y el sudor.
- Elegiremos oolongs claros para equilibrar y fortalecer nuestro sistema inmunitario, ayudaremos a nuestros pulmones a aportar más oxígeno a la sangre y eliminaremos grasas en el flujo sanguíneo.
- Usaremos oolongs oscuros, tés negros, puerhs y heichas para aportar calor a nuestro sistema digestivo. Estabilizan el estómago y el intestino frente a diarreas y malestares víricos.

El agua es sensible

El agua en el té es uno de los puntos clave para poder hacer una infusión que guste, con independencia del tipo de té que vayamos a usar.

Masaru Emoto, un conocido autor japonés, estaba convencido de que el entorno influye en la calidad del agua. Es fácil pensar que el señor Emoto era un lunático por tan atrevidas afirmaciones, pero si observamos lo que hacía y cómo lo hacía, quizás cambiemos de opinión.

Es una evidencia que nuestro entorno reacciona a nuestra actitud. Nuestro día destructivo del mes es una buena oportunidad para comprobarlo.

Nadie quiere permanecer junto a nosotros. Nos evitan como si estuviéramos enfermos. Y eso no es porque sí. Despedimos una energía positiva o negativa en función de nuestro estado mental. En un día destructivo, incluso los alimentos nos producen repugnancia.

No somos científicos y, por tanto, no queremos meternos en jardines espinosos, pero sí es una certeza que la calidad del agua que usamos para el té determina el resultado. Hay tratados antiguos sobre la importancia del agua en el arte del té y sitúan a ésta en el primer paso que dar en la elaboración de este arte. Un agua de mineralización débil y un poquito ácida nos dará resultados excelentes. Aguas de manantiales de rocas graníticas suelen corresponder a los mejores resultados. Este tipo de agua es muy dulce y carente de calcio. Las fuentes en suelos de roca calcárea, por el contrario, la vuelven ligeramente áspera en el contacto con la boca. Hay tipos de agua que resbalan por nuestra garganta con facilidad y otras que se quedan atascadas en nuestra lengua.

Además de la composición química del agua, podemos conseguir que el agua sea mucho más dulce y más satisfactoria si la tratamos con dulzura y delicadeza. Cuando la ponemos a calentar, llegaremos a la temperatura que necesite nuestro té y apagaremos el fuego. Si ha de romper a hervir, justo en el momento de ebullición apagaremos el fuego; de ese modo, el agua no perderá oxígeno y llenará más nuestra boca, será más dulce.

El movimiento del agua sobre la hoja de té será también medido, no demasiado agitado y no demasiado inmóvil. El agua en contacto con el té ha de hacerlo bailar, pero no en exceso. Si la hoja baila, ésta desprenderá un poco de su contenido al momento, y si la agitamos violentamente, entonces nuestro té quedará muy amargo. Pero lo más interesante, y no hay modo de probarlo científicamente aunque es una certeza, es que si tratamos al té con amabilidad, como si se tra-

35

tase de una persona sensible, el té nos devolverá toda su grandeza, en su punto justo hará vibrar nuestra mente sin que nos pongamos nerviosos, nos regalará perfumes y sabores que nos emborracharán sin ebriedad, nos aportará alegría desde la calma. Seamos amables con el agua de nuestro té, que todo eso luego tendremos que meterlo en nuestro cuerpo.

¿Café o té?

Hay muchas personas que quieren dejar el café en favor del té, bien por prescripción facultativa o porque el café en exceso acaba por sentarles mal. Mucha gente nos comenta que el café les produce mucha acidez y quisieran encontrar un buen sustituto del mismo.

Sabemos que el café se ha de preparar ligeramente por encima de los 100 °C, lo cual implica un tratamiento muy agresivo. También sabemos que la ingesta de cafeína depende de la temperatura de preparación porque ésta es soluble en agua muy caliente, mientras que a bajas temperaturas queda atrapada en la hoja y no pasa al agua que vamos a ingerir.

En el té por el contrario, las temperaturas son más bajas. Para la preparación del té verde, cuya temperatura oscila desde los 50 °C a los 85 °C, queremos que sea relativamente suave; y algo más caliente, 95 °C, si preferimos que sea más amargo. Esas menores temperaturas llevan asociadas una menor transferencia de cafeína al agua. Esto también nos permite poder seguir extrayendo taza tras taza sucesivamente hasta que no quede sustancia en la hoja. Este sistema permite conseguir infusiones suaves que no nos saturen en exceso.

Algo que no gusta al consumidor de café es la ausencia de densidad en el té, el cuerpo, aunque hay que decir que algunos puerhs y negros no tienen nada que envidiar al café en cuestión de densidad: tienen un sabor claramente evocador a la madera, al suelo boscoso, a sustrato vegetal. A menudo me encuentro con personas que me dicen que en casa mantienen el tiempo de infusión por más de cinco minutos. Nosotros recomendamos normalmente para la primera infusión unos treinta segundos si el té no es demasiado viejo. Cuando se ve que la hoja o la torta de té ha pasado mucho tiempo almacenada, más de veinte años, recomendamos una primera infusión de un minuto. Esto nos dará una infusión llena de sabor, con colores bien formados y suficiente densidad y cuerpo sin llegar a saturarse mucho. Si nos excedemos en el tiempo con temperaturas de 100 °C, corremos el peligro de obtener un licor que sea áspero y muy subido de cafeína. Si en la primera infusión se nos quedase algo corto, en la segunda, con la hoja ya muy mojada y disolviéndose con facilidad, obtendremos con total seguridad una infusión más densa con tan sólo un segundo de infusión. Lo mismo pasará con las infusiones siguientes.

El sentido común

En los días previos al confinamiento de tres meses de marzo de 2020 debido al coronavirus, tuvimos que cerrar nuestra casa de té al público, como todos los bares y restaurantes. Yo me resistía, mientras que Mei, que tiene una sabiduría innata mucho más rápida y profunda, **sabía** que el cierre era ineludible y que de nada servía no hacerlo. Por mi mente circulaban todo tipo de fantasmas. La ruina económica, el abandono de la costumbre de beber té a diario por parte de los clientes... Como nuestro comercio es del sector alimentario, pudimos mantener la venta de té tanto online como en persona, y aquello, a pesar del riesgo, me mantuvo vivo.

¡Qué paradoja, que el riesgo de muerte mantenga viva tu mente!

Una mañana, cuando ya habíamos tomado la decisión de dejar de servir las mesas, vino un cliente de cierta edad y mucha experiencia a sus espaldas a tomar su té diario.

Encontrarse con que no se le iba a servir el té no le gustó en absoluto, pero con mucha calma y con toda la decisión y firmeza del mundo, me dijo: «Mira, hijo, yo ya llevo mucho camino recorrido. A mí tomarme este té me da la vida. Podría tomarlo en mi casa, pero necesito tomarlo aquí, estar en contacto con otros clientes, con vosotros, es mi placer diario, y no tengo otro. Así que a eso he venido y no me marcharé sin tomarlo». Hubo un silencio absoluto durante un rato. Era un desafío en toda regla, pero con tanta lógica y elegancia, con tanta humanidad, que no tuve el valor de negarle su té diario. Clandestinamente, a oscuras y tras un biombo, le serví su razón de vivir sin rechistar, aún a riesgo de ser sancionado.

El bebedor de café que se pase al té ganará en una mejor eliminación del líquido ingerido. También ganará en que el aliento será más suave y fresco, la digestión del alimento será más ligera. No sufrirá el clásico bajón, básicamente porque el té no sube a la cabeza tan de golpe, excepto que sea de excelente calidad, que suele ser más energético que los tés normales. Podrá prescindir con facilidad del azúcar o la miel, lo que le agradecerá su hígado, que no tendrá tanto trabajo para descomponer glúcidos y lo notará en que tiene más energía durante más tiempo y se sentirá mejor en general. Además de todo esto, tendrá los beneficios antes relatados sobre la salud aportados por los polifenoles, aminoácidos y vitaminas contenidas en el té.

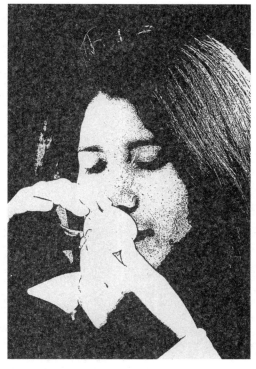

Degustación sensitiva del té que alimenta cuerpo y mente

3

LOS SUPERALIMENTOS
Y LOS ENGAÑOS SOBRE LA SALUD

Desde hace bastantes años, venimos experimentando el constante acoso de los vendedores de productos milagro. Si tomas tal producto, te desaparecerán las arrugas de la piel, adelgazarás veinte kilos en diez días con estas pastillas, no padecerás nunca cáncer ni alzhéimer; si sigues esta dieta, serás capaz, además, de aguantar maratonianas sesiones de sexo... ¿Y sólo tomando una pastilla, jarabe o infusión? Sospechoso.

El mundo del té no se libra de este veneno, que es la exageración de sus cualidades o dar por sentado que tal té produce un resultado concreto y milagroso en materia de salud o belleza.

El milagro de Nan Yun

Hace años apareció una elegante mujer por la tienda con el prospecto de un tipo de té llamado Nan Yun. El té en cuestión prometía fulminar las grasas corporales con una efectividad similar a la cirugía. Según el prospecto, en apenas una semana se apreciarían cambios evidentes en la grasa abdominal, rebajando tallas de pantalón a la misma veloci-

41

dad que somos capaces de devorar un tiramisú. La señora pedía que le consiguiera ese mismo té en grandes cantidades para poder comercializarlo **a posteriori**. El producto era alarmantemente caro, 80 gramos de té por 75 euros.

Algo nos decía que ese producto tenía truco. Viendo el frasco y las imágenes del producto, parecía té rojo barato, pero ella decía que no, que aquello era mucho mejor, que lo había probado y que era maravilloso. Le prometimos investigar para encontrar al productor y contarle el resultado de las pesquisas.

Nada más irse, repetíamos el nombre del té mentalmente: Nan Yun, Nanyun, nanyunanyun... ¡Yunnan! Lógicamente, el producto se trataba de un té rojo de Yunnan de calidad muy deficiente, colocado en un frasquito con etiqueta y presentado como el elixir de la eterna juventud. Al llamarla tras esta singular investigación, la señora negaba tal posibilidad, puesto que ese té lo producían unos laboratorios muy prestigiosos.

Dimos por zanjado el asunto ante tal muestra de fe a una etiqueta.

Mitos acerca de diferentes tipos de té relacionados con la salud, los hay por docenas. El ejemplo que hemos visto más arriba es una situación real, trata acerca del té rojo. Categorizamos un tipo de té y damos por sentado que ese tipo de té funciona siempre igual sin pensar que hay muchos tipos, como hay muchos tipos de personas, con metabolismos diferentes y circunstancias alimenticias distintas.

Un té no es igual si procede de arbusto de cultivo de terraza o de un árbol silvestre, si el arbusto está abonado con fertilizantes o no, o si la altura del cultivo sobre el nivel del mar, el suelo, el agua, etc. son diferentes. Luego está el procesado de la hoja, que puede estar más transformada o no. Puede tener más años de maduración o no. En fin, que puede haber muchos tipos de té que se denominan rojo y por lógica no todos habrán de actuar de igual modo sobre el organismo. Eso respecto al té. Sobre las personas pasa lo mismo. Diversos tipos de personas asimilan de modos diferentes tanto alimentos como medicinas. Y si tenemos en cuenta nuestros hábitos vitales, la ecuación se complica mucho más. ¿Hacemos ejercicio físico? ¿Seguimos una dieta equilibrada? ¿Quemamos toda la energía de los nutrientes que ingerimos? ¿Combinamos bien la ingesta de nuestros alimentos? ¿Descansamos correctamente? ¿Guardamos ritmos alimentarios saludables? ¿Vamos regularmente al baño?

Veamos qué se dice en las hagiografías particulares de cada tipo de té.

Matcha

Hoy día vemos atónitos cómo muchas empresas comercializan productos como el matcha, promesa de salud por medio, sin poseer dentro del envase ni un solo gramo de tal producto. Nos dan gato por liebre, puesto que no hay un conocimiento claro por parte de las autoridades sanitarias ni de los consumidores acerca de dicho producto y, en consecuencia, cualquiera puede etiquetar una lata con polvo de cualquier té verde, por muy mala que sea su calidad, y comercializarlo como matcha.

Para la obtención del matcha, se ha de cubrir la planta para neutralizar la fotosíntesis y obligarla a buscar los nutrientes desde el suelo y transformarlos sin ayuda fotosintética, por lo menos una semana antes de la cosecha. Esto convierte a la hoja de té en kabusecha o gyokuro, según el tiempo de sombreado, aunque el varietal de camelia se denomina tencha. Además, el canon exige una molienda del té en molino de piedra a velocidad muy lenta para no transformar el producto debido al calor de la fricción de la muela. El resultado es un polvo muy fino que, disuelto en agua, puede tener más o menos intensidad de sabor pero nunca será amargo.

Otro asunto que considerar en el caso del matcha es su naturaleza. Mucho cuidado, porque posee naturaleza fría, y según nuestro estado de salud y la climatología podría darnos alguna sorpresa desagradable. Volvemos a repetir: no todos los tipos de té funcionan igual para todo el mundo. Podría desequilibrarnos y producir efectos digestivos adversos como molestias intestinales, mareo o náuseas sobre todo si lo ingerimos en ayunas. Este detalle es importante, el té no ha de consumirse en ayunas, sobre todo si es de calidad. Debemos tomar algún alimento antes para evitar bajadas bruscas en nuestros niveles de glucosa y para evitar exceso de acidez en el estómago.

Aconsejamos no dejarse llevar por los productos milagro; el té es un buen complemento, pero por sí solo es un alimento que hay que tomar con moderación y nunca considerarlo un sustituto de las medicinas de un tratamiento médico correctamente prescrito.

Puerh o té rojo

El puerh tiene fama de ser un gran quemagrasas, y es usado y aconsejado para dietas de adelgazamiento. Pensar que tomando una taza al mes de este milagroso producto vamos a conseguir un aspecto perfecto sin más vendría a ser como usar una fotografía de nuestro médico como remedio para curar nuestras dolencias. Para que funcione el té rojo en nuestros organismo, es importante hacer una ingesta diaria de varias tazas, ni muchas ni pocas. Cuatro al día serán suficientes, y nunca más de ocho. Mejor preparadas en estilo Gongfu, es decir: una primera infusión más larga, un minuto más o menos, y el resto sin apenas dejar tiempo de infusión. De este modo haremos un té ligero que no se nos subirá rápido a la cabeza produciendo efectos no deseados. Es importante no cargar demasiado el té, porque de ese modo no nos saturaremos. A veces aborrecemos un alimento cuando lo ingerimos demasiado intenso y demasiadas veces seguidas. Para evitar esto, lo mejor es hacer el té ligero, beberemos más y mejor.

Té verde

Otro producto que goza fama de superalimento es el té verde. Té verde y salud es una asociación inevitable, y no mentimos cuando atribuimos a este tipo de té propiedades curativas, pero hemos de matizar, igual que hemos dicho del matcha, que es también un té verde.

Lo primero que hay que decir es que el té verde es un producto casi crudo, lo que significa potencia en la química, en el sabor y en los efectos. El té verde no se ha de tomar en ayunas (repitamos este mantra 100 000 veces, por favor) porque es químicamente fuerte y hará que nuestro estómago, tarde o temprano, se resienta. Mucha gente me dice que lo toma en ayunas y que se sienten limpios y frescos. Bien, si la toma es moderada. Pero si tomamos más de una taza, sufriremos algo de acidez, quizás algún mareo, y un buen pelotazo de cafeína. No hemos de considerar a la cafeína como un compuesto negativo para la salud. Como todo, en su correcta dosis será muy positivo. En grandes cantidades, se volverá en nuestra contra. Y el modo en que elaboremos el té influirá en el contenido de cafeína que tomemos. Más calor dará como resultado más cafeína. Más tiempo de infusión dará como resultado más cafeína. La cafeína bien dosificada estimula el apetito, ayuda a bajar la tensión arterial, clarifica la mente y ayuda a combatir la fatiga. Mal administrada producirá sudores fríos, sobreexcitación, hipersensibilidad, euforia y después fatiga, bajadas bruscas de glucosa en la sangre y problemas digestivos e incluso náuseas.

Otro aspecto importante que hay que tener en cuenta del té verde es su naturaleza fría. Esto puede traducirse en que el té verde, aunque lo tomemos a temperatura muy caliente, refrescará nuestro organismo. En verano esto está muy bien, pero en lo más crudo del invierno quizás se vuelva en nuestra contra. Al mismo tiempo, la naturaleza fría puede convertirse en molestias para personas que tienen tendencia a acumular frío en sus órganos o que tienen carencia de calor desde el punto de vista de la medicina tradicional china.

No hace falta ser un experto para entender que una persona de aspecto muy delgado y pálida de piel normalmente tiene carencias de yang o excesos de ying, y por el contrario, una persona con tendencia a engordar y piel más oscura tiene la tendencia opuesta a acumular yang y carecer de ying. Cada uno tiene su propio metabolismo, pero éste puede cambiar gracias a la alimentación y a nuestros hábitos vitales. Si tenemos tendencias a un tipo de desequilibrio frío o caliente, podremos corregirlo con la ingesta de uno u otro tipo de alimento. Personas con avanzada edad y debilidad digestiva deberán tomar té verde de un modo más moderado que una persona joven y con fuerza vital en su máximo nivel.

Té negro

Otro mito, esta vez inverso, es el que concibe el té negro como poco saludable frente al té verde o el blanco. Se trata de la misma planta, con compuestos químicos parecidos, y lo único que cambia es el procesado de la hoja. En el verde, las hojas se someten a un bloqueo de las enzimas oxidativas deteniendo el marchitado de las mismas. En el negro, se permite a las enzimas oxidativas hacer su función natural de marchitado, pero de un modo controlado, de manera que en ese proceso se producen reacciones químicas dando como resultado la creación de nuevos polisacáridos y polifenoles transformados y la pérdida parcial de algunos compuestos como flavonoides y alcoholes ligeros. Pero en absoluto es perjudicial para la salud.

Un buen té negro puede ser tan saludable como un té verde, un oolong o un blanco.

Hay excelentes tés negros, de sabores maravillosos y texturas sedosas, que no tienen nada que envidiar de los otros tipos, tal es el caso de los tés artesanos de Fujian, Anhui y Yunnan. Y si son artesanos, elaborados a mano, podremos estar seguros de que su química será mucho más efectiva que en el caso de tés mediocres. En los tés artesanos no se deja ningún detalle sin cuidar. Se desangran las hojas para que tengan un grado de suavidad especial, muy distinto del que tienen las que han sido tratadas a máquina, que dan texturas ásperas y tienen demasiada potencia al hacer la infusión. Los aromas normalmente son resultado de procesos de tueste cuidadosos. Un té elaborado a máquina no puede desarrollar los aromas derivados de una atención experimentada y hecha a mano en el wok que determina el punto de tueste en función del aroma que desprende la hoja y no del programado de una máquina que no sabe cuándo es el momento exacto de cortar un proceso concreto.

Té reprocesado

Respecto a los tés reprocesados, hay muchos tipos que están mezclados con flores o especias. Si la mezcla contiene tan sólo eso, no hay problema siempre que sepamos qué efecto producirán dichos compuestos en nuestra salud, pero a menudo las mezclas esconden otros productos químicos que dan fuerza en aroma, sabor e incluso color. Estos compuestos suelen ser potenciadores del sabor o extractos para estabilizar las sensaciones gustativas, y forman la parte oculta de la industria alimentaria desde tiempos de la revolución industrial.

Recomendamos al lector huir de estos productos, que a medio plazo acaban saturando nuestro paladar, y decantarse claramente por los productos naturales, sencillos, que por sí mismos, si tienen calidad, ya poseen suficiente sabor como para llenar la boca y la nariz de buenas sensaciones.

La consideración de un producto como superalimento suele darse por su elevada concentración de algún compuesto supuestamente beneficioso para la salud. Es importantísimo entender estas observaciones:

- En alimentación hay cosas que nos van bien y cosas que no, y en gran medida depende de nuestro propio metabolismo. No podemos creer ciegamente aquello que reza la etiqueta del producto o dar por cierto el axioma: «Esto va fenomenal. Mi madre lo toma y le va estupendo, a ti te irá igual de bien».

- El té no es un producto milagroso y no puede sustituir a ningún medicamento que un médico nos haya recetado.

- El té por sí solo no sirve para adelgazar. Necesitaremos una dieta adecuada y unos hábitos vitales correctos que acompañados con la ingesta de té ayudarán a conseguir resultados, pero lo importante es la dieta y los hábitos constantes durante las 24 horas del día y los 365 días del año.

- El té no cura el cáncer por sí solo. El uso de flavonoides, extractos de catequinas y demás compuestos, tanto en forma de infusión (tomar tazas de té) como en forma de pastillas de extracto purificado, pueden ayudar a reforzar un tratamiento médico, pero en ningún caso sustituirlo.

- El té posee muy buenas cualidades, pero no creamos en mitos. No dejemos nuestra salud en manos de personas que no tienen un conocimiento profundo de la química, la física, la mecánica y la lógica de nuestro organismo.

- Hemos de saber diferenciar entre la salud y la estética. Asentando unas bases sólidas para tener una buena salud, la estética mejorará sola en la mayoría de los casos.

En definitiva, apelamos a la responsabilidad individual sobre la materia médica. Los médicos, además de ser impopulares por estar presentes en nuestros peores momentos, gozan de antipatía añadida por los medios precarios con los que habitualmente tienen que desarrollar su trabajo, con falta de personal, retrasos habituales, baja efectividad de tratamientos por falta de seguimiento, dificultad de concertar una cita, y un largo etcétera de factores negativos que experimenta el paciente. Todo ello no justifica que los sentenciemos y sustituyamos su conocimiento y experiencia por nuestro recién adquirido conocimiento del bricolaje sanitario. Reconozcámoslo, no somos profesionales de la salud y lo peor es que nuestro autodiagnóstico seguramente esté distorsionado por nuestros malos hábitos y concepciones exageradas sobre la materia. Dejemos en manos de expertos lo concerniente a su profesión, y dediquémonos a apoyarlos y a colaborar con ellos.

4
CONSIDERACIONES SOBRE EL ARTE DEL TÉ: CHA DAO Y PALABRAS ESENCIALES EN LA CATA

Preparar el té con arte no es tan simple como calentar agua y sumergir en ella unas hojas; es algo mucho más elaborado. El arte de saborear el té tiene mucho que ver con crear un espacio, una atmósfera, para que los participantes puedan abrir sus emociones con libertad. De ahí se comprende que siempre es mejor realizar el arte del té en un entorno que ayude, que no nos distraiga por ser ruidoso o alborotado. Necesitamos, en definitiva, un ambiente que nos acompañe.

Ni que decir tiene que no sería fácil tratar de generar una atmósfera cálida y relajada en una terraza de un bar de una gran ciudad moderna, llena de tráfico de vehículos a motor, y con el trasiego de peatones y curiosos parándose a mirar. Tendríamos distracciones tales como ruidos ensordecedores e inesperados.

Lo deseable sería poder cambiar todo ese entorno urbano por una cascada cercana, el canto de los pájaros, el fluir de un riachuelo o unas vistas a una gran montaña. A falta de todo lo anterior, bien serviría un arreglo floral sencillo, una representación de una escena de naturaleza, o una bonita composición caligráfica que nos transporte a una época sin teléfonos ni ordenadores, en donde, para recorrer una distancia, la tuviéramos que contar en días de marcha a pie. Para terminar de aportar aire a la atmósfera, podremos añadir un fondo de música con violín chino de arco de tres cuerdas *(erhu)*, o de *guzheng*, el arpa china, que se monta sobre un tablero de resonancia y se toca con púas en los dedos.

Por ello el arte del té y el arte de saborear el té son el proceso completo de preparar y disfrutar el té y son inseparables. Preparar para todos los sentidos, para la vista, para el oído, para el tacto, para el olfato, para el gusto, y para la consciencia en sí, tanto corporal como mental. La consciencia o sentido de mente puede referirse tanto a la mente en sí (tener la mente relajada) como al cuerpo en general (estar físicamente cómodo, suelto, sin rigideces de etiqueta o postura). El entorno nos ayuda a enfocarnos, pero sólo si es adecuado. Naturalmente dejamos atrás por un rato el ruido de nuestros problemas mundanos, no nos distraemos y dirigimos toda nuestra atención a sentir. Cuando hacemos té en este sentido, necesitamos ir más allá del simple saborear o de la simple observación. Con todos los sentidos involucrados, necesitamos incorporar un sexto sentido que consiste en experimentar todo nuestro entorno, aquí y ahora.

Cuando designamos un lugar para tomar té, necesitaremos:

1. Herramientas que nos ayuden a clarificar el servicio.
2. Un fondo, un entorno, un escenario.
3. Una la música adecuada.
4. Un tipo de vestimenta que ayude a situarnos.

Esto significa que lo importante en esta experiencia no es quién prepara el té ni los participantes, lo importante en esta experiencia es el té. El té es el maestro y los demás nos reunimos en torno a él para aprender y experimentarlo.

Lo que transmitimos se llama «Cha Yi», los conocimientos y cosas que hay que tener en cuenta para preparar el arte del té. El Cha Dao es el verdadero camino del té.

- «Yi» 肄 es algo que puede ser enseñado, estudiado, aprendido.
- «Dao» 道 (pronúnciese Tao) es un camino individual de conocimiento, debes confiar en ti mismo como maestro para comprenderlo. El Dao no puede ser descrito ni expresado. Es un concepto filosófico y espiritual que te advierte de que debes confiar sólo en ti mismo para obtener una comprensión completa, plena.

El Cha Yi se puede enseñar y se puede estudiar, pero el Cha Dao (el verdadero camino del té) lo tendrá que encontrar uno mismo en su interior.

Cha Dao es la filosofía y la razón que hay detrás de Cha Yi. Cha Yi es el modo esquemático de expresarlo.

Para comprender estos conceptos complicados, usamos nuestro lenguaje corporal, nuestras palabras y expresiones. Usamos el proceso físico del Cha Yi para representar el Cha Dao. Pero antes de entender el Cha Dao, tenemos que entender las partes que lo forman, comprender el té técnicamente, y empezar a percibir otros elementos que lo acompañan, así podremos comprender por partes el Todo.

Todo el mundo anhela tener armonía y paz mental. El té puede ayudarte en ese sentido, porque tiene mucho que ver con orden y moderación. El té tiene la capacidad de poder producir paz en la mente de las personas. Por tanto, en el Cha

Dao sugerimos que, al beber té juntos, estamos haciendo algo relacionado con practicar la tranquilidad y la paz mental.

Al preparar una sesión de ceremonia del té, podemos combinar muchas artes en el evento:

- Podemos incluir la ceremonia china del incienso (Xiang Dao o Fenxiang), complemento casi indispensable de la cultura del té.
- Podemos incluir el arte de la caligrafía (Shūfǎ).
- Arreglos con flores (Hua Dao y Cha Hua), tanto naturales como aquellas pintadas con delicadeza y esmero.
- Artes marciales como representación y símbolo de la armonía y equilibrio existentes en la naturaleza.

Las sensaciones del té y sus vocablos

A la hora de apreciar el té en sí, otro concepto importante en la cultura del té es el de las sensaciones. Tras beber un buen té, de calidad, si bebemos agua tibia nos daremos cuenta de que el agua tiene un sabor especialmente dulce que antes no éramos capaces de apreciar. A esto se denomina en China «GAN», dulce.

Hay tipos de té cuya principal característica no es su sabor o su aroma, sino el gusto que queda en la boca tras haberlo bebido. Ese retrogusto impregna nuestro paladar persistiendo, dejando una sensación acuosa, de frescura y limpieza en la boca.

Sin embargo, la energía del té es una sensación más sutil, en la que nuestra mente queda algo alumbrada, con una sensación de que esa energía sube y sube haciéndonos humedecer los ojos y sintiendo cómo la euforia nos vuelve más rápidos de mente sin llegar a hacernos sentir ebrios. El té produce, cuando es de calidad, un estado de disposición a poder hacer cualquier cosa, siempre desde la lucidez, y nos permite ver con claridad nuestros límites y nuestros potenciales.

Hui Gan 回甘 es un concepto que define «dulzura que aparece después de transformarse el amargor». En chino hay otro término específico que define el sabor dulce, que es tian 甜. En Hui Gan hablamos de un dulzor que aparece como retrogusto tras un primer contacto amargo y que cambia en el centro de la lengua. El pictograma del término está compuesto por dos caracteres. Hui 回, que significa retorno al origen o centro, y Gan 甘, que es una representación de la lengua y su centro, que es donde se produce la sensación. Es un concepto que no habla tanto de sabor sino de la sensación placentera que produce el gozo de la transformación. «Volver a la sensación en el centro de la lengua». Al final de la experiencia, tras el cambio de amargo a dulce, se manifiesta con una reacción de frescura y algo mentolada que persiste en el paladar.

En la zona de Wuyishan, en Fujian, se produce un tipo de té que se denomina oolong de roca, Yän Cha. Este té, del que hay muchísimos subvarietales con nomenclaturas diferentes, tiene esa característica de permanecer intensamente en la boca. Esa sensación que produce este té tiene un nombre específico, que lo aplican los vendedores de té de esta zona, que es yan yun. Va desde la punta de la lengua hasta la garganta y finaliza en la tráquea. Es una sensación que va cambiando.

El Hui Gan hace que salivemos en los lados de la lengua, provocando una sensación placentera. El fondo de la garganta se humedece como una primavera. Al final lo que nos queda es una sensación vaporosa. Todas estas sensaciones juntas es el yan yun.

Veamos ahora una serie de conceptos relacionados con el té desde su cosecha hasta su degustación en el más relajante de los ambientes:

- El término sou 馊 hou 喉 es un término chino que significa «cerrar garganta». Se suele usar en situaciones en las que una persona te ofrece un té de baja calidad (es muy áspero) y espera tu veredicto. Y para no ofender o hacer sentir mal a esa persona, defines a ese té como Suo Hou, que cierra o agría la garganta. Es una forma educada y sutil para definir que ese té rasca y no es precisamente agradable...

- Gua 刮 bei 杯 es el aroma que desprende la taza después de verter dentro un té de calidad. Las paredes de la taza quedan impregnadas de un penetrante y cremoso perfume que delata un buen té. Un té de baja calidad suele ser inerte en este sentido, no deja aroma en la taza o en la tapa de la tetera.

- Sheijin: sensación de saciedad y frescura. Es una caricia al paladar producida por las partes volátiles de la hoja del té, los alcoholes naturales contenidos en ella, que al liberarse en el agua e ingerirlos nos aporta esa frescura especial tan primaveral.

- Cha qi es la energía que transmite el té. No es una sensación física en sentido estricto, sino la sensación que queda después de un rato de haberlo ingerido. No se debe confundir con el nivel de cafeína. Es un factor tan importante en la cata de té como el aroma, el sabor de ataque, la textura y el retrogusto.

- Kuwei 苦味. Amargor. La cafeína tiene sabor amargo, y un té muy rico en este compuesto delata sabores que conectan con el sabor amargo. Si los sabores amargos en el té son ligeros, normalmente aportan calidad al conjunto, pero si resaltan y tapan otras características, entonces estorba y se puede volver desagradable.
- Mingquian 明浅 primera cosecha. Este término define al período anterior a la luna llena de abril en que los arbustos empiezan a brotar las nuevas hojas del año. Esta cosecha primera es la más apreciada de todas, pues la hoja de este momento tiene mucha energía, QI, y posee un aroma y sabor especial que deleita por su dulzura herbácea. Lógicamente, los tés de este período temprano son mucho, muchísimo más caros que los tés de plena temporada.
- Gushu 古树 árbol anciano. En la zona de Puerh, en la provincia china de Yunnan, fronteriza con Birmania y Tíbet, se cultivan las plantas de té que crecen a lo largo de los años hasta alcanzar tamaño de árbol, y no de arbusto. Estos árboles suelen catalogarse como Gushu a partir de tener 150 años o más, y pueden llegar a tener 1200 o más años de antigüedad. Con esta materia prima se producen los famosos tés de Puerh, que son lo que en Occidente se conoce como té rojo. Es normal que tengan un sabor más delicado que las plantas jóvenes, y por ello esta materia prima cotiza en el mercado con precios muy elevados, a menudo desorbitados.
- Dashu 大树 árbol grande. Normalmente son árboles que rondan entre 100 y 150 años. Muy apreciados también, y con crecimiento lento. Dan producciones pe-

queñas al cabo de la temporada y por ello, igual que el GuShu, son hojas con precios muy elevados.

- Zhongshu 中树 árbol medio. Es el mismo concepto que el anterior, pero con árboles que tienen entre 50 y 80 años.
- Xiaoshu 小树 árbol pequeño. Tienen una edad por debajo de los 50 años, suelen poblar las zonas más bajas de los montes y dan hojas de calidades inferiores. Normalmente a estas edades las plantas todavía tienen aspecto de arbusto de uno a dos metros de altura.

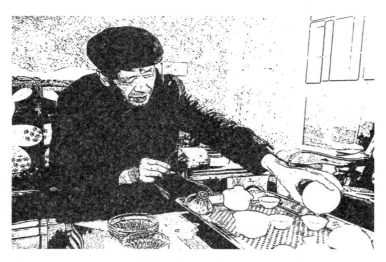

El maestro Xiping xian elabora los tés de su cosecha al caer la tarde

- Wo dui 沃堆 apilado en húmedo: término que se aplica a la fermentación de la hoja de té puerh. Cuando un té se fermenta en húmedo, produce una gama de sabores y olores que recuerdan al pescado. Ocurre necesariamente con todos los tés fermentados. Si el maestro de té de la fábrica tiene la suficiente habilidad, conseguirá equilibrar la humedad, el calor y el tiempo en que la hoja está sufriendo el proceso de fermentación y logrará, con el suficiente tiempo de maduración y aireado de la hoja, que desaparezca el punto de pescado. Para eliminar esta tendencia, hay que dejar descansar al té el tiempo suficiente de forma que la bacteria viva desaparezca por sí sola y comience el milagro de la dulzura del puerh, por ello es muy importante el momento en que se prensa el té en forma de torta. Si se hace demasiado pronto, el sabor Wo Dui permanecerá; si se hace demasiado tarde, el té perderá buena parte de su cuerpo en los próximos años.

5

PEQUEÑO CURSO
PARA *GOURMETS* DEL TÉ

Para apreciar un producto alimentario, necesitamos varios sistemas que nos permitan detectar las características que éste tiene. Estos sistemas, a los que denominamos órganos sensoriales, forman parte de lo que llamamos «mente». Coloquialmente hablamos de nuestro olfato, de nuestra vista, gusto, oído, tacto como si fueran órganos que trabajan por su cuenta y siempre cumplieran su función. Los ubicamos en la nariz, la lengua y la boca, los ojos, el oído interno y externo, y la piel. Lo que hay detrás de estas sensaciones en realidad es la mente. Es la mente la que percibe y analiza los estímulos sensoriales. Es la mente la que filtra y la que se manifiesta en forma de olor, sonido, forma, color y demás características. En definitiva, lo que percibimos es nuestra propia mente contactando con vibraciones que en sí mismas no tienen características, pero en el modo en que percibimos tales vibraciones interpretamos de manera sutil dichas manifestaciones en forma de colores, aromas y demás sensaciones.

No todo el mundo percibe los mismos colores que refleja un determinado objeto. No todo el mundo percibe del mismo modo el aroma de una determinada flor y no percibimos del mismo modo el sabor que se esconde tras una infusión de hoja de té. Cada uno formamos la realidad de un modo distinto en función de la flexibilidad de nuestra mente, de los aires sutiles que se desplazan a través de los canales de energía del cuerpo, de las consciencias asociadas a esos aires y del estado o higiene de nuestros órganos sensoriales físicos en un nivel más burdo.

Dicho de un modo más sencillo, cada uno tenemos una percepción distinta de nuestro entorno porque tenemos distintos perceptores que son cambiantes a cada momento y esto implica que un mismo fenómeno no pueda ser observado de idéntica manera por diferentes perceptores.

En la degustación del té pasa lo mismo. Es difícil que dos personas coincidan con exactitud en la apreciación de un determinado tipo de té. A unos les parecerá afrutado mientras a otros les parecerá floral. A partir de esta premisa, podremos entender que nuestros órganos sensitivos están a menudo alterados por causa de otros alimentos ingeridos anteriormente, por nuestro estado emocional, por la ausencia de ingesta de agua y por otros muchos factores más sutiles.

Es conveniente recordar que alimentos muy fuertes, como el ajo, pimienta, canela, guindillas, alcachofas, embutidos y dulces, pueden hacer que nuestras papilas gustativas contacten con el té de un modo muy distorsionado y consigan tapar o aumentar los sabores naturales de modo no deseable. Asimismo, una alta o muy baja temperatura del agua puede abrasarnos o adormecer nuestra lengua, o un tipo u otro de agua puede hacer que sea imposible contactar con tal sabor o aroma.

Hemos visto que los órganos sensitivos dependen de la mente. Ellos sólo perciben y las sensaciones dependen de la interpretación de la consciencia, que por un lado recibe marcadores simples y por otro discrimina y analiza dichos marcadores emitiendo un juicio de agradable-neutro-desagradable. Todo ello mientras percibe y analiza matices.

Podemos intuir que la percepción de objetos va de una recepción muy simple inicial en forma de un pulso monocromático que se ramifica complejamente, como si fuese un árbol, dividiéndose en múltiples factores complementarios derivados de la discriminación y análisis de las consciencias asociadas a la mente, aportando colores, aromas, sabores, sonidos texturas y otras sensaciones.

Todo este complejo mosaico se crea en milésimas de segundo a cada instante, momento tras momento, formando un continuo de huellas que es lo que muchos llaman «realidad» pero que es cambiante y, por tanto, dependiente de la volatilidad mental y de la memoria retentiva que trata de fijar los acontecimientos de nuestra vida como nuestra historia real, aunque de real tenga poco.

Como juego está bien, pero creer de veras que esas sensaciones percibidas son absolutamente reales, y fijas, y captadas por todo el mundo por igual, parece muy atrevido. Hay personas que son capaces de percibir sabores que otras ni pueden detectar. Hay personas que tienen bloqueados sus receptores, bien porque son fumadores, porque tienen una dolencia o enfermedad que atrofia los canales de recepción o, simplemente, porque llevan mucho tiempo sin usar o prestarle atención alguna. Intenta saborear una fruta madura y jugosa justo después de haber masticado un puñado de kikos (maíz tostado). Las encías heridas y saturadas de grasa, la lengua ya cortada por las aristas y la sal, la garganta saturada del penetrante sabor del maíz… Un ejercicio frustrante en busca del sabor auténtico.

En el ejercicio de apreciar el té ocurre lo mismo. Debemos tener la boca y la lengua limpias de restos de otros alimentos. Debemos tener buena salud dental para no condicionar las sensaciones a dolores o irritaciones que pueden estorbar los sentidos.

Además, debemos usar agua adecuada para el té, de mineralización muy débil y un poco ácida para que mitigue la sed. Las aguas con mucho contenido en minerales como el potasio, el sodio o el calcio arruinarán nuestros tés ligeros, harán que se vuelvan ásperos y difíciles de apreciar, dejarán una sensación de astringencia o sequedad excesiva en nuestra boca. Lo mismo ocurrirá con las aguas con exceso de cloro, como aquellas que obtenemos del grifo.

La temperatura debe ser la adecuada para el tipo de té que vayamos a probar. A las hojas de estructura muy fuerte corresponderán temperaturas más altas, y a las hojas de estructura pequeña y delicada, temperaturas más suaves. La temperatura del agua determina la velocidad a la que los componentes químicos de las hojas se disuelven en el agua. A más temperatura, más rápido se carga nuestra infusión y más fuerte será.

Después de la elección de la temperatura, hemos de aplicar tiempos que no estropeen nuestra infusión. Si preparamos grandes cantidades de agua para hacer el té, nos resultará más complejo calcular bien los tiempos. Por el contrario, si ajustamos la cantidad de agua a la capacidad de todas las tazas que vayamos a servir en cada ronda y usamos una tetera acorde a esa capacidad, nuestro cálculo será mucho más sencillo. La regla que mejor se adapta a casi todos los tipos de té de calidad es la del cuarto de litro. Por cada 250 cc de agua, la mantenemos en la tetera durante 30 segundos como mínimo. Esto no es una ciencia exacta, pero se adapta bien a casi todos los gustos.

Si usamos 500 cc de agua, multiplicamos esos 30 segundos por dos (1 minuto); si usamos 1 000 cc, multiplicamos el tiempo por cuatro (o sea, 2 minutos), y así sucesivamente. Hay personas que prefieren tiempos más largos; es importante saber que no hay una regla fija. Depende de nuestro gusto: si el té nos gusta con cuerpo y fuerte, pues deberemos aplicar más tiempo; si, por el contrario, nos gusta ligero y delicado, aplicaremos tiempos más cortos. Cada uno es dueño de su propio gusto y es importante saber que el té se puede adaptar a lo que queramos. Con un poco de atención en el modo de prepararlo, seguro que tendremos éxito.

Libros contra experiencia

Recuerdo una reunión de estudiantes de té que vinieron a practicar a nuestro local los ratos de tiempo libre entre sesión y sesión. Una mujer parecía querer demostrar a sus compañeros el dominio que había adquirido en sus estudios. La señora aprendió al pie de la letra los datos que había estudiado en un libro sin tener en cuenta la capacidad de la tetera que estaba usando en ese momento.

Su libro de prácticas le aconsejaba agua a 85 °C y dos minutos para tetera (de 1 litro) con un oolong Baozhong de Taiwán. Nuestra tetera era de 250 cc y le sugerimos los 30 segundos de tiempo. Ella hizo un gesto de incredulidad y operó según sus papeles.

No intervinimos.

Las caras de sus compañeros al probar el té lo decían todo. Frentes arrugadas y decepción por un té tan potente. Habían escuchado hablar tanto y tan bien del Baozhong taiwanés que aquello no les cuadraba.

Acudí en su rescate a la segunda tanda y le ofrecí preparar yo el té. Al poner el agua en la tetera e inmediatamente cortar la infusión, la señora dio un salto en la silla como si aquel agua hirviendo se le estuviese derramando por la espalda. Aseguró que yo estaba equivocado y que aquello no podía tener suficiente sabor. El resultado volvió a aparecer en las caras de los alumnos. Sonrisas y felicidad de haber conectado con un jardín de flores.

La dosificación, la temperatura y el tiempo en función de la capacidad de la tetera son factores que debemos tener siempre en la mente. Éstos nos permitirán regular cómo queremos elaborar el té según los gustos de nuestros invitados.

La tetera y las tazas

La elección de la tetera y las tazas para beber dependerán de las circunstancias. Nosotros siempre recomendamos la taza china pequeña, de unos 50 cc, pero las tazas de 80 cc son también muy adecuadas.

Recomendamos la pequeña y en porcelana porque ese volumen enfría con relativa rapidez y nos permitirá beber en tiempos tales que la infusión no llegará a oxidarse mientras esperamos a poder beber.

Un accesorio indispensable a la hora de usar tazas tan pequeñas es el «vaso de la justicia». Esta jarra nos permite vaciar completamente la tetera en cada tanda y evitar así que la infusión que queda dentro de la tetera tras servir la primera taza quede demasiado fuerte y estropeemos el té. Además, este accesorio nos ayuda a bajar la temperatura del té recién salido de la tetera y a observar la transparencia del licor siempre que sea de cristal. Suelen estar fabricados en cristal de boro-silicato, o pírex, que es un tipo de cristal que aguanta muy bien los cambios bruscos de temperatura, cosa que no ocurre tanto con el vidrio común de vajilla, que es bastante propenso a rajarse cuando lo sometemos a esos profundos cambios.

Haremos tantas tandas como nos permita la hoja. Hay tipos de té que son más delicados y te permiten una o dos tandas de infusión, y otros más robustos que te pueden llegar a ofrecer hasta veinte tandas sin bajar su intensidad.

El modelo de tetera que vayamos a usar es un asunto tan subjetivo que es casi preceptivo que simplemente hagamos un boceto tosco de nuestras preferencias, siendo las del lector, seguro, tan buenas o mejores que las que suscribimos.

- Para el bebedor que es analítico y observador, claramente sugerimos un *gaiwan*, porque éste te permite ver y oler con facilidad, incluso diría que es más rápido y ágil de usar. Su único inconveniente es que es fácil quemarse si llenamos mucho el bol, hasta el borde, y exige un poco de práctica inicial antes de manejarlo con soltura.

- Para el bebedor más tranquilo, que se deleita en los sabores y en el gesto de mover los utensilios, la tetera de barro cocido puede ser una gran elección. Cada tetera tiene su forma y te obliga en función de su morfología a poner la mano de una determinada manera para operar con ella. Un maestro alfarero siempre calcula bien los gestos que hace para sostener una pieza y por ello le dará mucha importancia al grosor de la oreja (el asa de la tetera) y a su forma. En función de cómo tengamos la mano de grande, podemos optar por un tamaño u otro para que operar con ella nos resulte un ejercicio placentero. Es muy engorroso sostener delante de otras personas una tetera que no se adapta bien al tamaño de nuestra mano. Trabajaremos incómodos por partida doble, puesto que nuestros movimientos serán muy torpes y la atención de los demás mientras preparamos el té se irá inevitablemente a nuestras manos.

Si se debe establecer una norma general, siempre es mejor tetera pequeña que grande para poder manejarla con precisión y rapidez. No hay nada peor que sufrir una contractura en medio de un servicio de té; además de doloroso para nosotros, nos hace parecer un bicho raro lleno de tics y movimientos incontrolados.

Si hemos de usar una tetera grande, por encima de 500 cc, siempre deberemos sujetarla con las dos manos para evitar posibles accidentes. Para volúmenes grandes, funcionan muy bien las teteras chinas de asa en forma de arco, que nos permiten sujetarlas con una mano firme mientras con la otra mano sujetamos la tapa para que no salga despedida con el giro al servir.

El resto de herramientas y accesorios de té dependerán del estilo que practiquemos. No es lo mismo que usemos el estilo Gongfu chino, que el modo japonés, o el taiwanés. Todos son válidos si los practicamos con atención. Lo importante en el té es agradar a los demás si es compartido, o a nosotros mismos si lo tomamos solos.

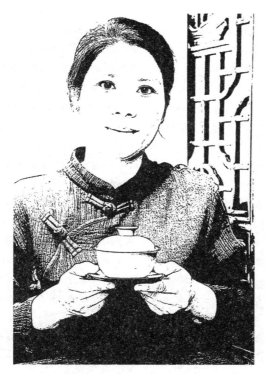

Mei sosteniendo en sus manos un Gaiwán tradicional

Herencia de un desconocido

En cierta ocasión vino una señora japonesa a nuestro local con una caja de madera decorada con caligrafía hecha a mano. Muy respetuosamente nos solicitó hablarnos durante unos minutos. Nos contó que era amiga de una pintora, también japonesa como ella, afincada en Barcelona, y que acababa de fallecer. Tenía el compromiso de cumplir una tarea que le había pedido la difunta artista en su lecho de muerte.

La pintora era una gran aficionada al té y había sido estudiante de una escuela de Chado durante toda su vida.

Por tanto, en casa guardaba un conjunto de cinco boles de matcha maravillosamente elaborados mediante la técnica de Raku, horneados a baja temperatura y con una textura muy especial. En ellos había compartido conocimiento y sensaciones a lo largo de toda su vida con infinidad de personas. Había practicado el respeto, la generosidad, la armonía, la sinceridad, es decir, en cierto modo, con ellos había compartido felicidad. Cuando vio que su vida iba a terminar, no deseaba que los boles que tanto había disfrutado quedaran relegados en el olvido.

Su misión era encontrar a personas que respetasen el té y su cultura y transmitiese a otras personas las herramientas que la habían acompañado tanto tiempo. Nos pidió solemnemente ayuda para poder transmitir los boles a quien nosotros tuviésemos la certeza de que sentía un especial respeto por el té.

Aceptamos el reto con gusto y a lo largo de las siguientes semanas no tuvimos que realizar ningún esfuerzo para encontrar hogar a nuestros encomendados boles. Los camuflamos entre otros muchos boles de matcha y, poco a poco, aparecían personas que sentían una atracción especial por alguno de dichos boles. Ése fue el sistema de que apareciesen las personas designadas. Una vez decididos a llevarlos consigo, les contábamos la historia de la que en ese mismo momento comenzaban a ser protagonistas como nuevos propietarios de los boles transmisores de felicidad y conocimiento.

Todavía recordamos con emoción las caras de felicidad de todos los que recibieron aquellos boles y al recordar a la artista generosa que quiso dejar en herencia a desconocidos anónimos algo que la había hecho feliz.

Pequeña guía de cata de té

Como ya sabemos, hay muchos tipos de té. Cada tipo de té se caracteriza:

- por proceder de diferentes subtipos de *Camellia sinensis*,
- por aplicar diferentes tratamientos o procesos de transformación a cada subtipo de planta.

A un té verde corresponden tratamientos (o procesado) de la hoja adecuados para la obtención del té verde, y a uno rojo, los propios del té rojo. No se trata de plantas diferentes. Todas son *Camellia sinensis*. Lo que sí cambia son los varietales, que son diferencias genéticas que posee la hoja para adaptarse al suelo y clima en el que crece la planta.

Cada tipo de té posee varios tipos de varietales que son aptos para producir éste y no otros debido a sus características de aromas, sabor, textura, que una vez procesados adecuadamente dan como resultado tal o cual especialidad de té. Para más información, recomendamos leer el primer capítulo.

El catador de té es aquel conocedor de los distintos tipos de té que hay disponibles en el mercado, que puede identificar la calidad de la materia prima y del modo en que ha sido procesada y posteriormente elaborada en su presentación final, el té en sí.

Conocer todos los tipos de té que hay en el mundo es una labor materialmente imposible, puesto que hay tantos tipos y réplicas de tipos que nos llevaría varias vidas conocer tan sólo lo que se produce en un área concreta de producción.

Es labor del catador conocer todos los tipos que hay y el modo de prepararlos para poder extraer sus buenas cualidades y atenuar las malas. Si conocemos cómo se comporta la hoja del té bajo determinados tratamientos de temperatura y tiempo del agua podremos conseguir que el licor resultante sea exactamente como deseamos:

- Si queremos intensidad de aroma, aplicaremos temperaturas más altas en tiempos cortos.
- Si queremos suavidad en su textura, aplicaremos temperaturas más tibias y tiempos más largos.
- Si queremos fortaleza y densidad, daremos más temperatura, más tiempo y más movimiento o agitación.

De este modo, el catador ha de saber aplicar uno u otro tratamiento para obtener una infusión adecuada a lo que quiere en cada momento. Si es por la mañana y hace frío, quizás queramos una infusión más corpulenta que nos aporte calor y nos estimule, y por ello tal vez sea más conveniente elaborar la infusión a más temperatura y con más tiempo que si deseamos una infusión ligera que nos refresque sin excitarnos demasiado.

Saber escoger qué resultado queremos obtener en función de nuestra apetencia es el primer punto que se debe tener en cuenta. A partir de aquí será fácil operar en consecuencia, elegir un tipo de agua u otra, la temperatura adecuada, los utensilios precisos, la cantidad de hoja necesaria en función del volumen de la tetera y de las tazas que vayamos a servir...

Combinar bien todos estos factores requiere práctica, pero si tenemos cierta familiaridad con la observación de la hoja de té cuando todavía está en seco, resulta mucho más sencillo. Hemos de comprender que el tamaño y la estructura de la hoja nos aportan una información muy valiosa para adivinar qué tratamiento le irá mejor a éste o a otro tipo de hoja de té.

Hemos de investigar y preguntar a nuestro invitado para saber cómo le gusta el té, y en función de ese conocimiento, prepararlo.

No hay nada más frustrante que elaborar un buen té según un criterio de observación de la hoja y descubrir que a nuestro invitado no le llega a agradar por habernos quedado cortos en los tiempos o temperaturas.

Hay gustos de todos los tipos y hay gente que prefiere el té potente frente a aquellos que prefieren la delicadeza y la sutileza; el trabajo de un buen preparador de té es aplicar el método adecuado para obtener uno u otro resultado. Al fin y al cabo, preparar el té no es más que un ejercicio de generosidad frente a una respuesta de agradecimiento en una atmósfera de armonía, belleza, tranquilidad y respeto.

He visto a bebedores de té que coleccionan nombres vacíos de contenido, y a muchos otros que llenan su taza de sabiduría sin conocer el nombre de lo que beben. He visto a personas que han saboreado té sin pena ni gloria dando muchas lecciones al entorno de tal o cual matiz, más o menos inventado, para elaborar un discurso que demuestre el alto conocimiento del catador, y también he visto llorar de alegría y emoción al descubrir un sabor que hasta ese momento era tan sólo una referencia leída en algún libro o folleto de té. Pero unos y otros son merecedores de mis más altos respetos, porque todos contribuyen a mantener viva una comunidad que se extiende por todo el planeta. Creo que en este mundillo no sobra nadie y que cada persona representa un papel diferente que es necesario para entender la riqueza de una cultura que se basa en apreciar el té.

En la tienda vemos cada día cómo los clientes habituales buscan coincidir con otros clientes al día siguiente simplemente para compartir la experiencia. Ello nos hace pensar en que son las mentes de las personas las que hacen posible que el té los haga felices durante un rato y no el té en sí mismo. Muchas personas me cuentan que tomar un buen té matcha es lo más relajante que les sucede en su jornada.

Vienen a que se lo preparemos y me confiesan que el té tomado en la tienda les sabe diferente a cuando lo hacen en su casa.

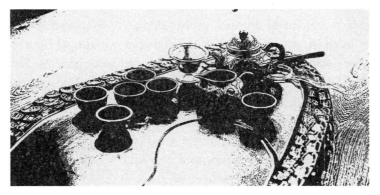

Juego de té formado por tetera, vaso de la justicia, colador, tazas, pinzas y horquilla.

Yo sé cuál es el secreto. Lo preparamos delante de ellos, con lentitud. Tomándonos nuestro tiempo, sin prisas.

El cliente se va relajando a medida que observa en silencio el monótono traqueteo del *chasen*. Entonces, la mente va deslizándose a otro plano mucho más simple que el mundo normal. Nuestra atención sólo percibe el *chas-chas* de las varillas y se abandona. Y de repente, sólo han pasado treinta segundos pero parecen una eternidad, y al poco, en su paladar, un *shock* de sabor, un golpe de hierba fresca que le obliga a cerrar los ojos por instinto de supervivencia.

En realidad el cliente no sabe que el que lo prepara disfruta tanto o más que el que lo bebe.

Y después, poder ver el rostro de paz del bebedor es casi como sentirse el pintor que acaba de terminar una obra maestra y se sienta a observar el trabajo terminado y expuesto en el mejor de los museos.

6

LA CULTURA DEL TÉ EN EL MUNDO.
BATALLAS Y CEREMONIAS DE TÉ

Un aspecto de la cultura asiática del té que llama mucho la atención es el de los concursos de té y el de las batallas de cata. Son dos cosas bien diferentes entre sí, con aspectos muy distintos, pero apasionantes y difíciles de entender para los occidentales.

Los concursos de té en Japón

En Japón hay grandes eventos de té anuales que tienen por objeto la mejora de los estándares de cultivo y calidad del té patrocinados por el Estado y por grandes asociaciones de la industria del té japonesa. Quizás el evento más conocido sea el Concurso y Premios Nacionales del Té Nihoncha.

Los premios nacionales del té son los que más prestigio detentan y están homologados por el Ministerio de Agricultura, Silvicultura y Pesca de Japón. En ellos los agricultores presentan sus mejores tés para determinar qué tipo de té es el vencedor del año; son los premios Oscar del té.

Hay diferentes categorías de competición según el tipo de té:

- Sencha
- Sencha al vapor profundo
- Kabusecha
- Gyokuro
- Tencha
- Guri-cha
- Kamairi cha

Los diferentes tipos de té se elaboran en igualdad científica de condiciones y se realizan muestreos de la mano de los más de veinte jueces que evalúan cada tipo de producto. Se examina la apariencia del té, su aroma, el color del té en seco y elaborado, el sabor de la infusión.

A estos concursos no se presenta cualquier agricultor. Los concursantes, sabedores de lo estricto de los jueces a la hora de puntuar y el alto nivel de los concursantes habituales, prueban y testan durante más de diez años sus arbustos destinados al concurso con el fin de ajustar los fertilizantes del suelo y las técnicas de cultivo para producir tés de especiales cualidades. Un factor importante es el tipo de fertilizante, siempre biológico, que se utilice para nutrir a las plantas de té que van a competir. A menudo se usa como abono arenque troceado y agrupado alrededor de la raíz de la planta, otras veces se usa caña de azúcar para aportar dulzura al conjunto. El agricultor premiado gozará durante años del prestigio y la demanda de sus productos con la habitual subida de precios para ese tipo de té específico.

Normalmente estos premios son el resultado de muchos años de trabajo a fondo perdido y no compensa económicamente la prestación de los galardones. Pero estos concursos tienen un componente de prestigio social y casi espiritual que está íntimamente ligado a la idea de cultura común, tesoros inmateriales de las tradiciones y devoción por los productos patrios.

Otro tipo de competición del mundo del té en Japón es la de enrollado y procesado manual de té. Al igual que las anteriores, se celebra sobre el mes de noviembre, que es cuando los tés ya han reposado y su grado de maduración en seco es óptimo.

Las competiciones chinas de té

En China existe el mismo tipo de concurso que va desde el ámbito local al provincial, pasando al regional y finalmente al nacional, con los mismos premios que llevan asociado prestigio y demanda del producto premiado. El concurso a nivel nacional suele dar como resultado final la lista de los 10 mejores tés chinos para el año en curso, aportando gran prestigio a los granjeros que han salido victoriosos y precios desorbitados a sus productos debido a la alta demanda a nivel nacional.

Debido a que el medio rural no está tan modernizado en algunas zonas, el trabajo hay que realizarlo a mano y ello implica que el resultado final del té sea mucho mejor; ésta es la razón por la que no es difícil encontrar en China tés dignos de la mesa de un rey a precios bastante asequibles.

Los concursos de catadores en China tienen larga tradición desde hace cientos de años. En principio eran reuniones de vividores de las clases altas y cultas que en su ociosa vida podían dedicar tiempo y mucho dinero al arte de socializar, hablar de literatura y a degustar los tés de los mejores productores de la comarca. Con el paso del tiempo esas reuniones de adinerados aristócratas se convirtieron en cita anual obligada, ya con la intención de designar al mejor productor local y alimentadas por las casas de té más conocidas para promocionar los productos de los mejores granjeros de cada comarca.

Hoy día, los concursos de té están más enfocados a promover el arte de preparar el té desde el canon de la ceremonia china de té o estilo Gongfu. Ferias como la de Shenzhen o Xiamen presentan concursos de catadores a ciegas o de preparadores de té patrocinados por grandes compañías productoras de té que aportan cuantiosos premios y gran prestigio social.

¿Para qué sirven estos concursos?

Las competiciones, que se organizan al calor de las ferias de la industria que tienen lugar en primavera y otoño cada año, sirven como estímulo social y como promoción de un sector que corre el peligro potencial de desaparecer poco a poco.

Muchos son los que creen que el consumo de refrescos azucarados por parte de los jóvenes hace peligrar esta industria, aunque las cifras dicen lo contrario. Hace cuarenta años, el imparable crecimiento de consumo de bebidas embotelladas estaba asociado a la modernidad. Tanto en China como en Japón tienen bien claro que a la industria azucarada hay que combatirla desde los colegios, y por ello hay asociaciones que organizan ciclos educativos dentro de las escuelas de primaria, de secundaria y universitarias para promover la cultura del té como un bien cultural moderno además de un hábito saludable. Para reforzar la promoción de ese tesoro nacional, se organizan eventos y concursos de muchos aspectos de la cultura del té que ayudan a que los jóvenes estén en contacto con sus señas de identidad nacionales de un modo vivo y divertido, y no como una aburrida repetición de ritos cada vez más desconectados del modo de vivir de las generaciones actuales.

Estas grandes ferias y eventos llevan también asociadas las subastas públicas de lotes de té de alta calidad. El consumo de té de una persona media se estima en unos diez kilos al año frente al kilo y medio de un consumidor medio en España. La unidad de venta mínima habitual en China es el medio kilo, frente a los cien gramos de un lugar como Barcelona; esto nos puede dar una idea de la diferencia de consumo entre uno y otro país.

Es ilustrativo ver que los primeros lotes de té del año alcanzan en Oriente cifras impensables para un mercado europeo. Por ejemplo: a principio de primavera, con la primera cosecha del año del té verde, previa a las lluvias de abril, el precio de medio kilo de un Bi Luo Chun puede alcanzar con facilidad los 1 500 euros.

A medida que haya más producto en el mercado, el precio bajará y será más asequible. Trasladar ese entusiasmo en el precio a un mercado europeo es casi imposible puesto que no disponemos de esa inmersión cultural en el té. No podemos comprender la elevada demanda y los precios imposibles para nuestra economía de marcas, aunque sí estemos dispuestos a gastar 1 000 euros en una botella de un vino de prestigio, en un reloj o en una prenda de vestir.

La psicóloga

Una clienta que es gran aficionada al té, psicóloga de profesión, cita a veces a sus clientes en nuestro local para tener reuniones informales en un tono relajado alrededor de una taza de té o una infusión.

Siempre nos ha inspirado mucha ternura el modo en que ella trata a sus clientes, la paciencia con la que escucha sus problemas y la alegría y locura con la que los contagia. Una tarde nos preguntó si aceptaríamos algo que ella pensaba que era adecuado para nosotros. Con cierto misterio interior la emplazamos para que me explicara su propuesta. En su casa tenía una pequeña estatua que era originaria de China. Ella creía que era un dragón y pensaba que por la estética del local era más adecuado que formara parte de nuestra decoración.

En realidad se trataba de un león de las nieves que protege la entrada de las casas y los templos en China, y tiene un Orbe cosmogónico bajo su garra derecha. Las fauces están abiertas, mostrando los colmillos y la lengua enrollada hacia arriba en una terrible expresión de fiereza adecuada para ahuyentar malos espíritus, bloqueos y obstrucciones procedentes de influencias negativas. Puede parecer sugestión, pero desde que el pequeño Gran Protector nos acompaña, las cosas en la tienda funcionan mejor en todos los sentidos: han desaparecido algunos viejos problemas que obstaculizaban en gran medida el desarrollo de nuestro comercio y la confianza en nosotros mismos y en nuestros potenciales se han incrementado.

Sirva esta pequeña historia para agradecer la generosidad y amistad de personas que, incluso sin saberlo, ayudan a los demás a entender su sitio en este mundo.

La cata del té

Para realizar una cata de té, podemos seguir el canon de preparación que más se adapte a la hoja de té que vayamos a usar. Estilo chino, de múltiples infusiones cortas, para el tipo de hoja china, más grande y muy bien enrollada; y japonés, de dos tandas largas, para los tés verdes procedentes de aquel país. Lo importante es que sea hecho con esmero, cuidando los detalles pequeños para generar una atmósfera cálida e integradora que sirva para hacer sentir bien a los participantes.

Podemos jugar a adivinar el tipo, la procedencia e incluso la frescura de dos o más tipos de té servidos a ciegas con nuestros invitados, o simplemente podemos realizar una cata evaluativa de los diferentes resultados de contacto. En este ejemplo no daremos tiempos y temperaturas de infusión porque tan sólo planteamos las acciones sensoriales que hay que tener en cuenta.

1. Analizaremos el aspecto de la hoja en seco
Su aroma, el color y la forma de las hojas, su flexibilidad al tacto. Conservación del estado de las hojas, ¿hay roturas? De este análisis depende que tomemos la decisión de usar agua muy caliente, bastante caliente o suave. Para hojas tiernas y pequeñas, preferiremos temperaturas suaves, y para hojas de estructura fuerte, daremos tratamientos más agresivos.

2. Análisis de aromas al contacto con el agua.
Apreciación del color de la hoja en húmedo. Análisis de cómo reacciona la hoja al primer contacto con el agua, ¿se hunde o queda flotando mucho tiempo? ¿Se empapa con facilidad? ¿Qué aroma desprende la hoja ya mojada? ¿Qué nos evoca ese

aroma? ¿Impregna el aroma del té la taza ya vaciada, o por el contrario, desaparece rápidamente tras beber el último sorbo?

3. ¿Qué color tiene el caldo en la taza?
¿Es turbio o limpio? ¿Los tonos son bellos o posee un color indefinido? ¿Cómo atraviesa la luz el licor? ¿Mancha de color al pasar por la superficie de la taza?

4. Análisis del sabor del caldo de primera infusión.
Observación de las reacciones de la boca al contacto del té. ¿Cómo reacciona la nariz al tiempo que saboreamos? ¿Cómo reacciona la lengua y cómo reacciona el resto de la boca? ¿Permanece el sabor en nuestra boca y garganta tras un rato de haber contactado con el té? ¿Cómo se modifica el sabor con el cambio de temperatura de la infusión?

5. ¿Qué sensación me ha quedado después de beber? ¿Qué energía me ha aportado?

6. En la segunda tanda, observamos si el color de la infusión es más intenso o no, si el caldo es más denso, si hay turbidez y residuos.

7. Analizamos sabor y textura, si hay crecimiento o por el contrario se apaga.
Si el sabor evoluciona a mejor o a peor. Chequeamos el tacto, la textura, suavidad o aspereza, si resbala por lengua y garganta o rasca. Si el sabor sigue siendo fresco o se ha mudado a madera.

8. En la tercera tanda hemos de beber lentamente para no saturarnos de sabor y perder el equilibrio; a veces ocurre que nos saturamos con un sabor y después nos cuesta mucho encontrarlo en matices porque ya todo nos sabe a ese único tono.

9. Es importantísimo evaluar la energía que nos aporta el té tras beberlo.

¿Nos sube muy rápido la cafeína a la cabeza? ¿Emborracha? ¿Nos baja el azúcar en la sangre? ¿Nos agrada la sensación?

10. ¿Qué forma y color tienen las hojas tras realizar varias infusiones?

Ceremonia china del té

La cata del té puede hacerse de un modo muy científico, que es como se realiza en las industrias del té, o bien practicarla de un modo artesano, dedicado, que es el estilo chino; en el término Gongfu se resume este estilo: dedicación y producción artística, maestría y excelencia.

El estilo Gongfu tiene sus raíces en el taoísmo y en el budismo. El ideal de la fusión de la mente del practicante con los elementos de la naturaleza está implícito en cada gesto de este estilo. El simbolismo lo podemos encontrar en cada pequeño detalle que observemos. Los elementos esenciales universales están presentes en la bandeja de práctica: está el aire, el agua, la tierra, el fuego, el metal, la madera, el espacio, el intelecto humano..., todos ellos representados por los elementos que están presentes en nuestra mesa de té. Además, todo eso actuando en un baile efímero, comprendido y observado por una mente cambiante, que usa los sentidos corporales para percibirlo, como si fuese el universo entero danzando delante de nosotros.

A partir de esta cósmica concepción, podremos comprender el aquí y el ahora. Podremos entender nuestra mente percibiendo el todo. Controlando la mente mediante la respiración, podremos realizar movimientos precisos y crear armonía.

La ceremonia del té china es sencilla porque su planteamiento es desde la calidez y la cercanía. La practicamos con generosidad para que nuestro invitado pueda experimentar agradecimiento. Hacemos bailar las emociones al mismo son.

Veámoslo por partes:

1. Comenzamos con una muestra de respeto y humildad. Mostramos una actitud, cuerpo y ropa limpios. Nuestros movimientos deben ser serenos, nuestro gesto alegre pero sobrio, la posición del cuerpo ha de ser en el punto medio entre la tensión y la relajación. Máxima atención a la higiene en las manos, puesto que durante la ceremonia es el foco de atención de todos los asistentes. Calentamos el agua en el hervidor.

2. Mostraremos los elementos y herramientas bien ordenados y limpios sobre la bandeja de té. Explicamos el nombre y la función de los elementos de la vajilla; lo primero será el simbolismo del *Gaiwan* o tetera en forma de bol con tapa y plato. A continuación, los restantes elementos de la vajilla, como el bol para beber, el vaso para los olores, el vaso de la justicia para igualar la infusión, las pinzas, la espátula y demás herramientas.

3. Ahora le toca el turno al cucharón con el té que vayamos a usar. Lo enseñaremos con los brazos extendidos para que los invitados lo puedan ver de cerca y apreciar la hoja del té que usaremos.

4. Procedemos a asear y acondicionar la vajilla.
5. Hidratamos la hoja de té para que empiece a desprender aromas. El agua que sobra la utilizamos para acondicionar las tazas. Esa agua de acondicionado la tiramos a continuación a la bandeja de té, si tenemos una, o a un bol grande que sirva para desechar agua y hojas de té.
6. Realizamos la primera infusión sirviendo primero al vaso de la justicia para servirlo después en el cataolores poniendo el vaso para beber a modo de sombrero sobre dicho cataolores. Volteamos el conjunto como si un pez diese una voltereta en el aire al salir del agua y procedemos a experimentar los aromas del vaso largo, ya vacío, mientras dejamos enfriar ligeramente el vaso para beber, ahora lleno.
7. A continuación, beberemos el contenido del bol en tres sorbos.
8. Para la segunda ronda, usamos de nuevo el vaso de la justicia, pero no usaremos ya los cataolores porque el componente aromático en segunda infusión suele desaparecer dejando paso a sabores más intensos.
9. Podemos realizar una tercera tanda si el té tiene todavía fuerza.

Ceremonia japonesa del té

El té verde japonés se puede preparar en dos estilos muy diferentes entre sí. Si usamos té verde en hoja usaremos una tetera y boles pequeños, normalmente en número de tres a cinco, nunca de cuatro, puesto que en Japón se considera un número de mala suerte debido a que el fonema 4 (shi) coincide con el fonema «muerte», y por ello ni se pronuncia ni se muestra para no ofender a nuestros invitados.

En función del tipo de té que vayamos a utilizar, podemos optar por un tipo u otro de tetera japonesa. Si usamos gyokuro, operaremos con una tetera especial para su preparación, que puede ser shiboridashi (más baja) o hohin (más alta), y ambas son como un Kyusu pero sin el mango lateral. Éstas no llevan asa ni refrigeradores a los lados para evitar quemarnos, puesto que la temperatura de elaboración de este té es muy suave, por debajo de los 60 °C.

Si usamos otros tés como el Kamairi-cha o Guri-cha, podremos inclinarnos por una tetera estilo Kyusu, puesto que la temperatura de preparación será más alta. La vajilla ha de ser especialmente cuidada y todos los elementos primorosamente ordenados en la mesa. Nunca podrá faltar un buen arreglo floral en la mesa ni un dulce exquisito para acompañar el té.

El planteamiento es que hemos de oficiar el té como si fuese la última cosa que pudiéramos hacer en el mundo antes de morir. Ya que podría ser lo último que hiciéramos, hagámoslo lo mejor que sabemos, cuidemos a nuestros semejantes con todo nuestro cariño. Quién sabe dónde estaremos mañana, si estaremos vivos o no, y si volveremos a vernos en el futuro.

Ichigo, Ichie. Un encuentro, una sola oportunidad. Aprovechémosla.

Tras todo lo anterior:

1. Calentamos agua en el hervidor y la pasamos a la tetera para calentarla.
2. De aquí pasamos a los vasos para que, con este trasvase, el agua refresque un poco.

3. A continuación, pondremos las hojas de té en la tetera ya caliente y vacía de agua. Esperamos unos segundos, dejamos que el aroma del té empiece a salir de la tetera.

4. Después, empezamos a trasvasar el agua de los vasos a la tetera con la hoja de té dentro.

5. Esperamos un poco, normalmente un minuto, para reposar en función de la temperatura del agua.

6. Comenzamos a servir un tercio de té en cada vaso para que consigamos en todos ellos la misma densidad en sucesivas pasadas hasta que llenemos la última taza.

7. Las últimas gotas que quedan en la tetera ya vacía se consideran especialmente valiosas, son las gotas doradas que reúnen las mejores esencias y todos los aminoácidos tan beneficiosos que contiene el té verde de calidad. Las repartiremos equitativamente en todas las tazas.

Respecto a las teteras japonesas, hay un centro de producción en la prefectura de Aichi llamado Tokoname. Es famoso por dedicarse a la cerámica desde antes del siglo XII. Allí se fabrica y cuece de todo, desde el ladrillo de construcción hasta la pieza esmaltada decorativa más refinada, pero en Japón es especialmente prestigioso el gremio de alfareros dedicados a crear piezas al servicio del té.

Su historia en cuanto a las teteras es relativamente joven. En 1878 un maestro chino procedente de Yixing llamado Kinshiko fue invitado a enseñar sus técnicas de producción de teteras chinas. La visita supuso una revolución para los alfareros nipones en cuanto que mejoraron la producción consiguiendo piezas más fiables y resistentes aplicando las nuevas técnicas chinas. Rápidamente la producción de piezas adecuadas para elaborar sencha se multiplicó debido a la demanda por todo el país de estas nuevas piezas. Hoy día las teteras Tokoname de barro rojo todavía gozan de un gran prestigio a nivel mundial. Alcanzan precios bastante elevados respecto a mercados como el chino, del que son herederas.

El segundo estilo, y más solemne, es el de la ceremonia japonesa del té matcha o chanoyu. El matcha, como se ha explicado antes, es un tipo de té verde de especial calidad cuyo arbusto de *Camellia sinensis* se denomina tencha y se protege de la radiación solar tres semanas antes de ser cosechado, y una vez recolectado se somete inmediatamente a un vaporizado y secado para después molerlo en forma de polvo ultrafino. Cuanta más calidad tiene el té, más fino es el molido.

Para servirlo hay dos tipos de ceremonia. El estilo Chakai, que es más informal y se prepara principalmente usucha o matcha fino o más diluido. Es lo que la mayoría de practicantes y estudiantes de Chanoyu hacen en casa.

Por otro lado, está el estilo Chaji, que es el tipo de ceremonia que todos vemos en los vídeos. Es más formal y se prepara koicha o matcha grueso, que es casi una crema. Esto puede dar lugar a pensar que es altamente concentrado y que es muy amargo. No es así. Para el koicha se utiliza matcha de calidad especial, más finamente molido y de sabor mucho más suave, de manera que al elaborarlo de modo grueso no resulta excesivo. Es tan suave y carente de tanino que hay personas que piensan que se ha caducado. No está ausente de sabor, pero es mucho más sutil y tiene de particular su textura sedosa, que no araña la garganta, su aroma delicado y su gran sutilidad en el sabor que te obliga a enfocarte para saborear, tomarte tiempo para que tus receptores perciban con claridad.

La ceremonia Chaji dura buena parte del día. Se compone de muchas fases y protocolos y se realiza en la estancia destinada sólo a realizar dicha ceremonia. La casa de té es una construcción sencilla, austera, a la que se accede normalmente a través de una puerta baja que te obliga a inclinarte (a practicar la humildad) para entrar desde el jardín. La idea de la sencillez prevalece gracias a la escasez de elementos y adornos. La espera se realiza en la sala de recepción, adornada con alguna pintura o con caligrafía, anterior a la sala de la ceremonia a la que van accediendo los invitados en orden de importancia, primero el invitado principal.

Antes de la degustación del té, se saborean platos de comida de estilo *Kaiseki*, que es comida ligera, originalmente vegetariana, primorosamente servida y presentada en diversos platos, muy simbólica, que bien vale la pena contemplar y tomar con serenidad. La preparación del té es realizada por el anfitrión o anfitriona —hoy día el *Chado* es oficiado indistintamente por hombres y mujeres sin distinción—, y tiene ligeras diferencias de protocolo en función de la escuela de té a la que pertenezca el oficiante.

El orden de la ceremonia, muy escuetamente, es el siguiente:

1. Entran los invitados.
2. Admiran el arreglo floral.
3. Degustan la comida *Kaiseki*.
4. Salen al jardín y admiran la pureza del entorno.
5. Vuelven a entrar a la casa de té y proceden a admirar una magnífica pintura o caligrafía.
6. Participan de la degustación de *koicha* y descanso para recoger utensilios.

7. Vuelven para degustar *usucha* con dulces ligeros.
8. Finalizan la ceremonia mostrando respeto.

El planteamiento de la ceremonia está íntimamente relacionado con el budismo zen, puesto que fue en ese contexto en el que se desarrolló el *Cha-Do* o Camino del Té. Tiene por objeto dominar el ego, controlar la mente y sus tendencias, fundirse en la naturaleza y alcanzar en última instancia la liberación del sufrimiento y el Nirvana o iluminación a través de observar la naturaleza real de las cosas, ver tan sólo el té dentro del té.

Existen conceptos de vital importancia en el *Chado* que pueden pasar desapercibidos para el profano. El concepto de *muhinshu* es uno de ellos. Significa que el anfitrión y el invitado, al practicar la ceremonia del té, dejan de identificarse con un «yo» individual. Comienzan a funcionar como «nosotros» de modo que su propia identidad desaparece. Esto es posible debido a que la creación de una atmósfera de armonía es más grande que el ego; la generosidad, el sentimiento de gratitud, el deseo de crear un mundo mejor es superior a ese pequeño yo que sólo se preocupa por mantener vivo su personaje.

Otro concepto de la máxima importancia es el de *kokoro ire*, en el que ponemos todo nuestro empeño espiritual en sentir de corazón que deseamos beneficiar a los otros, a los demás, presentes en la sala o no. Es un concepto de altruismo que alcanza a todos los seres del universo.

El lama

Un buen día, tras abrir la tienda bien de mañana, recibimos una visita inesperada. Con el rabillo del ojo justo en la entrada al local, intuí una silueta. Llevaba un rato inmóvil, en el vano de la puerta, como pidiendo permiso para llamar nuestra atención.

Era un hombre anciano, de unos ochenta y pico años, todavía vigoroso, con la tez morena y un sombrero que le aportaba un aire a lo Indiana Jones. El señor pasaba cada día por la puerta y me saludaba en la distancia con un gesto discreto, pero siempre con una sonrisa.

Sabíamos que era un lama tibetano que llevaba viviendo en España mucho tiempo impartiendo enseñanzas budistas a aquellos que lo desearan. De hecho, era un gran lama, uno de los más importantes, una gran autoridad dentro de su entorno. Sin embargo, la figura que apareció ante la puerta era un hombre humilde y tímido.

Con gran sorpresa, acudí a recibirlo y a interesarme por lo que lo traía a nosotros. Era muy raro ver a un lama tibetano en una casa de té, dado que no se prodigan mucho por sus apretadas agendas. Lobsang Tsultrim, así se llamaba este gran lama, me saludó con mucho respeto y me dijo escuetamente:

—Necesito tu ayuda, ¿podrías ayudarme?

—Claro, por supuesto, ¿qué necesitas?

—Acompáñame, por favor.

A unos metros entramos en el templo que tenía en Barcelona y, desde allí, a su vivienda privada. Me llevó al salón de su casa y frente a la televisión, exclamó con una risotada:

—¡No funciona!

Me quedé extrañado de su requerimiento. No me imaginaba a un lama viendo un programa de cotilleo o la vida migratoria del pingüino boreal.

Eché un vistazo rápido al aparato de televisión y a su conexión a Internet, pero me fue imposible solucionar el problema. Con impotencia reconocí mi fracaso, y él, muy intuitivo ante su interrogatorio interior, justificó el motivo de su necesidad:

—Necesito la televisión para entender la actualidad y los problemas que preocupan a la gente. ¡Si no estoy al día, no puedo ayudar a mis alumnos!

La ceremonia del té en Corea

La ceremonia coreana del té recibe el adjetivo *Darye*, que significa «formalidad para el té», pero el sustantivo que la define en toda su plenitud es *Panyaro*, que es un derivado fonético de dos caracteres chinos: «Prajna» (del sánscrito), que define a la sabiduría iluminada que comprende todos los objetos de conocimiento (la realidad) tal como son, y por otro lado el carácter que designa rocío: juntos se refieren al «rocío de la sabiduría que conduce a la iluminación».

Panyaro designa igualmente al tipo de té que se utiliza para practicar la ceremonia del té. Este té normalmente procede de los jardines de los antiguos monasterios budistas de la zona de Jiri, en la provincia de Gyeongsang. Es una hoja recogida tempranamente, en torno a la luna de mediados de abril, y se hace de modo completamente artesanal, desde el desplume del arbusto y siguiendo por los diferentes pasos del proceso de preparación de la hoja. Normalmente son pequeños lotes de té que alcanzan precios elevadísimos debido a su costoso proceso y a la altísima demanda por parte de los practicantes del propio país, además de ser un símbolo de identidad nacional.

El canon coreano de la ceremonia de té tiene su origen en el budismo chan (*san* en Corea, *chan* en China, *zen* en Japón) originario de China. Fueron los monjes de monasterios los que importaron a Corea el camino del té como vía de perfección mental. A lo largo de la historia, esta ceremonia ha tenido vaivenes de forma y concepto debido a los cambios del país, con la expulsión de budistas a favor de confucionistas, que adaptaron la práctica del té a su modo de concebir el mundo.

Ya en el siglo XX, con la invasión japonesa de 1910 hasta 1945, las cosas cambiaron profundamente en el país y se adoptaron formas niponas en el modo de preparar y practicar la ceremonia del té. Hoy día, especialmente desde los años setenta del siglo pasado, existe un movimiento de recuperación cultural nacional que incluye el mismo ceremonial del té, que se desarrolla paralelamente a la recuperación económica y social del país tras tanto tiempo de catástrofes y luchas externas e internas.

La ceremonia del té en Mongolia

En Mongolia se practica ceremonia del té en un modo diferente a Japón y China. De hecho, existen varios tipos de ceremoniales en los que se usa el té como vehículo y en general podemos afirmar que el té en Mongolia es de vital importancia, no sólo por el hecho de que el mongol es un pueblo nómada, y ello condiciona el modo en el que habita cada familia en un lugar determinado, sino además porque el té juega un papel alimenticio de primer orden en las estepas, puesto que buena parte del año viven en temperaturas que no permiten el cultivo de vegetales y por ello el té, al igual que en el Tíbet, aporta nutrientes esenciales para poder sustituir la ausencia de verdura fresca en época invernal. Es quizás por esta razón por lo que el té es considerado una ofrenda que es fuente de salud y alimento, que aporta calor y agua al tiempo que nutre.

Los mongoles tienen un ritual denominado «la ofrenda del té» que tiene formalidades cuyo origen está en el chamanismo mezclado con la iconografía budista. Esta ofrenda del té va dirigida al Sol, al Cielo, a los Seres Supremos, deidades y espíritus de la naturaleza que residen en las diez direcciones (los ocho puntos cardinales, arriba y abajo). El oficiante ha de llevar sombrero para proteger de espíritus dañinos al hueco de energía de la coronilla o fontanela. El caldero donde se hierve el té ha de estar inclinado ligeramente hacia el norte para evitar tener la dirección de la puerta de la yurta, o vivienda circular, siempre en dirección sur. El norte posee una connotación de ganancia, de fertilidad, mientras el sur tiene un sentido de pérdida, de muerte incluso.

El té ha de removerse en giros en el sentido de las agujas del reloj, igual que el movimiento del sol, la luna y las estrellas. Y al ser servido, nunca habrá de hacerse abocando el caldero hacia el sur. Al servir los boles de té, hay que sostenerlos con las dos manos y se ha de repartir por orden de edad, empezando siempre por los ancianos.

Normalmente se hacen rituales del té cada día por la mañana, en las bodas, en los nacimientos y en los rituales religiosos. Cada uno de estos tipos de evento tienen diferentes modos de ser ejecutados. En la ofrenda del té diaria de la mañana a las deidades y a los espíritus de la naturaleza de las direcciones cardinales, se reza y se pide por los deseos que cumplir para cada día. En el resto de eventos se pide una consecución de deseos acorde con el evento, como protección del neonato o que el casamiento proteja el linaje y sea próspero. El té se prepara casi siempre con leche y un poco de sal. La leche no sólo es nutritiva, sino que tiene un simbolismo de pureza y fuente de vida. Y para el pueblo mongol, además, es una de las principales bases de su dieta.

La ceremonia del té en la India

India no posee una tradición milenaria en cuanto a consumo de té. Su relación, con el té viene a raíz del conflicto del Imperio británico con el Imperio chino en cuanto al monopolio comercial del té.

China poseía dicho monopolio *de facto* y los británicos, que cada vez consumían más té gracias a la llegada de la revolución industrial, necesitaban más cantidad y a menos precio para satisfacer un mercado en constante crecimiento debido a la incorporación al consumo de más clases sociales. La estrategia inglesa respecto a consumir más a menor precio sólo pudo resolverse por medio del autoconsumo. Las colonias inglesas de la India jugaron un papel importante respecto a los nuevos planes de cultivos de té. Fue en el norte y en el sur donde los británicos trasplantaron arbustos y plantaron semillas traídas de contrabando por la Compañía de las Indias Orientales. Contrataron a agricultores fujianeses a los que habían hecho perder sus negocios en China para que les ayudaran a cultivar en las nuevas tierras.

Los nuevos cultivos en las colonias supusieron enormes beneficios a la corona inglesa, que ensanchó su mercado interno abriendo el consumo a las clases proletarias y dando *stock* asimismo a las colonias de Norteamérica.

Los hindúes consumen masivamente té desde mediados de los años cincuenta del siglo XX. Esto es debido a la independencia de la India del Imperio británico. El nuevo Gobierno indio comenzó a promover el consumo de té en todos los escalafones sociales del nuevo país como una seña de identidad, como una muestra de nacionalidad con ingredientes exclusivamente hindúes, basado en la medicina tradicional ayurvédica como nexo con sus propias raíces. De ahí surgió el *Massala Indian Chai*, que es la bebida nacional en India por antonomasia. La costumbre basada en la tradición védica de preparar la comida junto al suelo afecta igualmente a la preparación del massala chai.

La incorporación del proceso CTC *(Crush-Tear-Curl)* en el té negro abarató muchísimo su precio y lo popularizó hasta llegar incluso a las castas más bajas (el dinero no tiene clase, es sólo dinero, y en el capitalismo no se analiza el origen del dinero sino la liquidez, y eso iguala a todas las clases sociales).

Para la preparación del *massala chai*, los hindúes utilizan varias especias y cada familia tiene su propia fórmula, que muelen a golpe de piedra de río al momento.

1. En un cazo grande ponen la mitad de agua a hervir.
2. Unos granos de pimienta fresca, golpes de piedra y ya son polvo. Al cazo.
3. Unas cápsulas de cardamomo. Golpes de piedra y ya son polvo. Al cazo.
4. Unos granos de clavo. Golpes de piedra y al cazo.
5. Una caña de canela. Golpes de piedra y ya son polvo. Al cazo.

6. Unas rodajas de jengibre fresco. Golpes de piedra y al cazo.

7. Una vez que todo ha hervido ampliamente en agua, añadimos un buen puñado de té negro, puede ser barato o caro, como uno quiera según nuestro gusto.

8. A continuación, se añade la leche, de vaca o de búfalo, más grasa o más ligera según nuestro gusto.

9. Se añade azúcar al gusto o no. Esperamos que rompa a hervir y bajamos el fuego al mínimo para que no se derrame al subir la espuma. Esperamos un par de minutos.

10. Colamos y servimos.

Podemos sustituir la leche animal por licuados vegetales de nuestra preferencia.

En las calles de toda la India, el viajero puede ver tirados en las cunetas unos vasos toscos, moldeados a mano con forma casi cónica. Estos restos de vasos rotos son los *Kullarhs*, vasos que se moldean con barro de baja calidad y ligeramente cocidos que los vendedores de chai ambulantes *(chai wallahs)* fabrican a diario para sus clientes.

El viajero occidental, a menudo obsesionado con su salud, lo primero que se plantea es la procedencia del fango con el que está fabricado, e inevitablemente le viene a la memoria la acequia-alcantarilla que acaba de ver a la entrada del pueblo... llena de desperdicios y altamente contaminada. En realidad estos vasos gozan de una reputación más higiénica que los vasos de cristal, que pueden ser reutilizados, quizás sin ser higienizados correctamente, para su uso por los siguientes clientes. El *Kullarh* es un vaso que se usa una sola vez, es barato y los microbios en el horno supuestamente deberían desaparecer... Otro cantar es la composición del barro, que podría contener metales pesados o tierras contaminadas. Independientemente del universo *Massala Chai*, los hindúes beben té de calidad, y tienen buena materia prima. El té ortodoxo suele tener el reconocimiento de su origen como seña de identidad y garantía de calidad. Es más caro que el té de hoja rota, que suele estar destinado para el consumo de té de bolsita de papel. En India se clasifica el té según el estándar del mercado británico y las hojas se comercializan en función de una tabla de nomenclaturas que no ofrece mucha claridad al consumidor final.

La ceremonia del té en Inglaterra

El ritual inglés del té de la tarde culpa de todo a Lady Ann Mary Rusell, duquesa de Bedford, aristócrata del siglo XIX, que hizo del reparador refrigerio acompañado de deliciosas pastas dulces y saladas una costumbre nacional. La leyenda explica que esta aristócrata, estando desfallecida y hambrienta en el jardín tras una tarde de juegos, pidió té y algunos dulces para poder aguantar hasta que llegara la hora de la cena. El concepto del té de la tarde acababa de nacer, justo a medio camino entre las 12:30 de la comida y las 18:30 de la cena.

Pero la aparición del té en Inglaterra es muy anterior. Apareció de la mano de la reina Catalina de Braganza, esposa de Carlos II de Inglaterra. Como era una afición importada desde su Portugal natal, empujó a la aristocracia inglesa a compartir con ella en la corte esa exótica tisana procedente del mercadeo de las naves portuguesas con China y Formosa.

Volviendo al ritual del té de la tarde, o de las cinco, es evidente que no es un ritual metafísico como en Oriente. Se trata de un evento social, relajante, que tiene implícito un sentimiento psicológico de abundancia. Tres bandejas de alimentos dulces y salados, que se acompañan de buen té, normalmente negro, preparado en tetera de buena loza o porcelana de un tamaño adecuado para llenar todas las tazas de los invitados. El anfitrión es el encargado de preparar y servir personalmente el té. Un acto de generosidad y amistad en la que los gestos faciales han de acompañar a las mejores galas. Los típicos *scones* y otros dulces contribuyen para dar a la reunión un aire de exclusividad y elegancia.

La alta burguesía británica suele reunirse en hoteles que preparan tradicionalmente el *afternoon tea*, aunque, seguramente, no hay nada como el té de las cinco en Buckingham Palace...

La ceremonia del té en Rusia

La sociedad rusa lleva consumiendo té desde el siglo XVII, principalmente té chino y té prensado, tanto puerh como otros heicha. Lo que hace única la cultura rusa del té es el uso popular de un artilugio sorprendente: el samovar. Éste es un hornillo con una olla con grifo, que, en su parte superior, lleva adosada una base para encajar una tetera metálica denominada *chainik*. Además de poder preparar té, sirve como calefacción.

La sociedad rusa ha certificado eventos jurídicos con la ceremonia de intercambiar una buena taza de té, quizás como una costumbre heredada de Mongolia, con la que es fronteriza y de la que es heredera en el consumo de té.

El resultado del samovar es un té muy concentrado que se rebajará con el agua caliente de la olla inferior. Es servido en vasos de cristal fino que se encajan en una base metálica con asa para poder sostenerlos sin abrasar la mano. Servir el té en Rusia no se concibe sin los tradicionales dulces o salados *syrnikis*.

El ceremonial del té ruso tiene mucho de europeo y crea una atmósfera universal, de hermandad, armonía, respeto, común a todas las culturas del té del mundo.

La ceremonia árabe del té

El té moruno o marroquí se consume desde hace 150 años. Fue incorporado por comerciantes británicos a todo el norte de África debido a la extensión de sus colonias a la franja mediterránea.

Se suele utilizar un tipo de té verde chino denominado *gunpowder*, pólvora, por su parecido visual con ella, que tiene la particularidad de que, en el proceso de torneado de la hoja, ésta se pliega en forma de bolas más o menos compactas. Al convertirlo en estas bolitas, la superficie de la hoja no queda expuesta al oxígeno ni a la luz, lo que se traduce en una buena conservación a largo plazo sin la pérdida de aroma y sabor que sufre el té verde cuando queda a la intemperie. Las condiciones climatológicas del norte de África son muy rigurosas y no ayudan a la conservación natural del té a largo plazo.

El consumo de té en el Maghreb es la ocasión perfecta para hidratarse y refrescarse. Se prepara con hierbabuena, que le aporta dulzura y frescor, y se adereza con buenas cantidades de azúcar que ayudan a recuperarse momentáneamente del rigor del clima y del esfuerzo.

Como sociedad patriarcal que es, los hombres magrebíes son los que preparan normalmente el té. El Islam obliga a sus practicantes a ser hospitalarios con el forastero, y el té posibilita a la perfección el evento de recibir y acoger a los invitados para satisfacer los preceptos de obligado cumplimiento del buen musulmán. Sobre todo en una sociedad en la que el consumo de alcohol está prohibido e incluso castigado penalmente por las autoridades.

Se prepara en tetera metálica y se usa agua hirviendo. Al té se le añade una gran cantidad de azúcar para amortiguar la gran concentración del preparado. Al resultado se le añade un buen puñado de hojas frescas de hierbabuena que le aportan un aroma y un sabor inolvidables para cualquiera que haya visitado el norte de África. Es indispensable servir el té desde una altura considerable sobre vasos pequeños de vidrio para airearlo, oxigenarlo bien y formar algo de espuma. El té se ha de beber en tres tandas, una amarga como la vida, una segunda fuerte como el amor, y la tercera, dulce como la muerte. Lo cual es toda una declaración de principios.

Habitualmente se usan dos teteras, una en la que se cuece el té junto con el azúcar, y una segunda donde se traslada el té para servirlo a los vasos. En la segunda tetera se podrán incorporar las hojas frescas de hierbabuena.

Se pueden añadir a los vasos individuales algunos piñones. La ofrenda de dulces pasteles de miel, dátiles y frutas es de obligado cumplimiento.

7

CLASIFICACIÓN DE LOS TÉS

Té verde, blanco, rojo... ¿Qué diferencia hay entre ellos? ¿Son distintas plantas? ¿Hay que prepararlos de modo diferente? ¿Cuál de ellos es más saludable? Éstas y mil preguntas más son el constante runrún de un comercio de té. Intentaremos responder a todo del modo más claro que nos sea posible. Clasificar el té en tipos no siempre es tarea fácil. Las fronteras entre unos y otros a veces no están muy bien definidas. No hay una fórmula absoluta que excluya a otros sistemas de procesado cuando hablamos de aplicar un proceso determinado a un tipo de té. Además, en la actualidad, la movilidad de la industria, el intento de descubrir nuevos productos, los nuevos retos de producción, tanto cualitativa como cuantitativa, hacen que cada año se fuercen las fronteras de lo que tradicionalmente se producía. Esa innovación constante, que se corresponde con el espíritu chino de la efectividad, da como resultado un mercado en continuo cambio, difícil de entender en su totalidad, que busca nuevas formas de satisfacer a nuevas sociedades. Por todo ello, hablar hoy día de té blanco, o verde, se ha vuelto un poco raro, casi obsoleto, gracias a que el horizonte de los conceptos dentro de esta industria está bastante desdibujado y, claro, muy ampliado. Como consecuencia, a lo largo del libro hablaremos de siete grupos de té en general:

1. Té blanco
2. Té verde
3. Té amarillo
4. Té oolong (azul)
5. Té negro
6. Té rojo / oscuro
7. Té reprocesado

Cada uno de estos grupos está lleno excepciones, por no hablar de que una cosa es la nomenclatura científica y rigurosa de la industria, que pretende dar certeza científica al usuario, y otra la nomenclatura de los mercados locales, que por costumbre o utilidad social prescinde del rigor para pasar a un conocimiento más popular y de estar por casa.

Otro modo de entender la clasificación de los tés es por el grado de oxidación, que es un tipo de fermentación natural debida a las enzimas oxidativas propias de la misma planta. Según esta clasificación, hay tres principales grupos de té:

1. Verde (carente de oxidación)
2. Oolong (media oxidación)
3. Té negro (oxidación completa)

En la clasificación anterior faltaría el té blanco y amarillo, ambos derivados del té verde, y el rojo, derivado del negro.

Por su parte, la industria occidental ha simplificado los conceptos en esta clasificación, que peca de imprecisa, dejando fuera de la ordenación a grandes e importantes grupos de tés como los blancos, los amarillos, los heichas y los puerhs, y situando a los reprocesados como meramente aromatizados, algo también bastante impreciso porque un té prensado es un té reprocesado pero no tiene porqué ser aromatizado.

TÉ BLANCO

El té blanco forma parte de un grupo de tés muy heterogéneo. Podríamos definirlo como un tipo de té recogido antes de temporada, sin embargo, nos dejaríamos fuera de esa afirmación a la mayoría de los que hay en el mercado. Es una especialidad de té procedente, principalmente, de las provincias chinas de Fujian y Zhejiang, aunque se puede encontrar en otras zonas en menor abundancia.

Cada variedad tiene una especie de «apellido» con el que se hace referencia al modo de cosecha, al tipo de hoja que lo forma; así, en el Yinzhen sólo hay brote; en el MuDang, Gong Mei y Yue Guan Bai hay brote y hoja; y en el Shou Mei, tan sólo hoja, sin presencia apenas de brote.

Fuera de China hay otros países que empiezan a producir té blanco debido al alto prestigio que alcanza en el mercado y que pretenden apuntarse a la fiesta de precios al alza para este tipo de té. Lo que antes nos costaba 100 euros, hoy día alcanza fácilmente los 700 euros, y así es muy difícil ofrecer a la clientela, sin atraco de por medio, los productos que antaño configuraban la carta.

Hasta tal punto se ha puesto de moda, e incrementado su valor, que un té blanco que yo compré en el año 2015, y del que todavía tengo *stock*, me lo intentan recomprar los mismos productores a los que se lo adquirí hace cinco años. En China ese té envejecido tiene un precio de venta al público de 3 000 euros el kilo, mientras aquí en España ese precio es incomprensible y tan sólo puede alcanzar precios que ronden los 500 euros/kilo en el mercado minorista.

Aunque por lo general un aficionado difícilmente podrá distinguir un té blanco de otro, hay características que deben estar presentes para diferenciar uno bueno de uno que no lo es. Deberemos atender al color, a la fragancia, al sabor, a la forma de la hoja y a su flexibilidad.

Un color de infusión amarillo pálido sin exceso de tonos verdes, que sea limpio y no turbio, aunque debe haber presencia de restos del vello protector que poseen los brotes, y un aroma en seco que tenga presencia floral, de algo de humedad aunque no excesiva, de dulzura, son notas que nos indican que el té es de calidad. Una fragancia de la infusión ya elaborada, delicada, pero con claras notas de flores dulces nos da un indicativo de calidad. Unas hojas y unos brotes bien formados, sin roturas, y una relativa flexibilidad nos darán un indicativo de frescura, aunque no de calidad en sí misma.

Sobre el té blanco de calidad es importante aclarar que frescura no es sinónimo de mayor o menor calidad. Frescura es un término que atribuimos al té cosechado y procesado en tiempo reciente. Nos referimos a que el té que tenemos delante está cosechado en el año presente, o como mucho, en el año anterior. Y es cierto que los tés blancos recién cosechados tienen una gama de aromas deliciosos a flores recién cortadas, pero en el mercado chino del té se valoran otros muchos factores. Un té blanco prensado o no, y madurado tal como se maduran los tés de Puerh, cada año que pasa almacenado va incrementando su valor de venta, y esto es inversamente proporcional a su frescura, puesto que mejora su dulzura y aumenta su profundidad de sabores a costa de perder el frescor y parte de esa acidez típica de las flores recién cortadas.

Hay un refrán chino que dice:

El té blanco de un año es té.
El té blanco de tres años es medicina.
El té blanco de siete años es un tesoro.

¿Por qué se dice que el té de tres años es medicina? Principalmente porque ha perdido buena parte de su cafeína. Ya no produce tanta excitación nerviosa y es muy adecuado para hidratar el sistema muscular y para humedecer los órganos cuando éstos están resecos por las condiciones climáticas estacionales. Es especialmente indicado para el verano y el otoño.

La importancia de los cuidados del té blanco

Podría ocurrir que un marchante de té haya comprado a su proveedor un té blanco a un precio elevado, con la seguridad de que la calidad de ese producto es muy elevada.

El marchante importa el té a Europa y su producto llega a puerto en buenas condiciones. Cuando lo almacena y clasifica para venderlo en su tienda, queda mal cerrado. El té pierde humedad específica rápidamente. Además, su vecino de estantería es un té aromatizado con bergamota. Todo a su alrededor queda impregnado al aroma de la bergamota, incluido el té blanco que salió tan caro. El resultado es un magnífico té blanco arruinado porque partículas volátiles de aceite esencial de bergamota han contaminado el primero.

Ejemplos como éste se ven en muchas tiendas por pequeños descuidos, por falta de espacio y por falta de diligencia para mantener la calidad de los productos a largo plazo.

India es un caso curioso como zona productora de té blanco. En los últimos años han dedicado una parte cada vez mayor de su producción a la cosecha de esta variedad. Los brotes se recogen antes de espigar y se consigue una materia prima muy cotizada y realmente buena.

En el momento de elegirlo para su consumo, no debemos ser muy exigentes en cuanto a su procedencia; es preferible prestar atención a los indicadores de calidad que vayamos detectando a medida que probemos los distintos tés. Es seguro que en el futuro veremos nuevas procedencias que irán compitiendo con los clásicos actores y afinando cada vez más a medida que agricultores y procesadores de zonas nuevas vayan adaptando cultivos a sus climas y procesos a sus nuevas materias primas. Este fenómeno augura que en los próximos veinte años habrá cada vez más productores de zonas que actualmente no son muy cotizadas y que se incorporarán al mercado del té blanco, algo más lucrativo que el té negro o el verde convencional.

Los principales tipos de té blanco

1. *Bai Hao Yin Zhen.* También se le conoce por Agujas Plateadas. Su nombre proviene del aspecto de los brotes cerrados en el momento de la cosecha, completamente cubiertos de vello blanco, que la planta posee para proteger las yemas de las bajas temperaturas del principio de la primavera. Hay muchos tipos de calidades en el mercado, con distintos precios. Los más apreciados son brotes cortos y muy uniformes y que todavía no ha empezado a abrir ninguna hoja. Más económicos resultan

los brotes que empiezan a rizarse en su crecimiento, y más todavía aquellos que empiezan a separarse de la primera y más externa capa de hojas.

Hay años que se recogen menos kilos de blanco de primeras calidades porque, simplemente, el tiempo no acompaña, hay lluvias, está nublado o hace mucho viento, lo cual imposibilita el proceso de secado posterior. De ahí que sea tan caro.

2. *Bai Mu Dang,* o *Peonía Blanca.* Esta variedad de té blanco a su vez se subdivide en varios niveles de calidad o grados que se caracterizan por el creciente porcentaje del brote respecto de la hoja. A más brote cerrado, se presupone más calidad. Este ramillete recuerda en aspecto a la flor de la peonía y de ahí el nombre. En este tipo de té se da la particularidad de que se somete la hoja ya abierta a un tipo de oxidación ligera, oscureciendo la hoja y quedando el brote más claro.

3. *Gong Mei.* Se compone de brotes tardíos y hojas recién desprendidas del brote, con lo que cada unidad queda compacta. Producen un té ámbar muy suave y floral.

4. *Shou Mei.* Es un subtipo de Bai Mu Dang en el que apenas hay brotes cerrados porque la hoja es recolectada en períodos más tardíos. Se dice que es de menor calidad, quizás por la ausencia del brote, pero conocemos excelentes Shou Meis tan buenos o mejores que sus compañeros de grupo. Producen un licor más oscuro y profundo que puede confundirse en aspecto en taza con algunos tés negros.

5. *Yue Guan Bai.* También se lo conoce como Luz de Luna Blanca. Es un grupo de tés blancos que se caracteriza por poseer hojas de dos tonos, según veamos el anverso

o el reverso. Uno es más claro que el otro, del mismo modo que la Luna, que posee dos caras, una iluminada y la otra a oscuras. Para su elaboración podremos encontrar varietales diferentes tanto de *Camellia sinensis assamica* como *talliensis*.

Formatos de presentación del té blanco

De los tés blancos podemos encontrar muchas presentaciones y formatos. Es habitual verlos en hoja suelta, pero el formato de torta es cada vez más común, y ésta puede ser de 100 g, de 357 g, de 400 g, de 500 g, de 1 kg, de 5 kg, de 10 kg e incluso más. Además, podemos encontrar ladrillos de 250 g a 1 kg.

También es habitual encontrarlos en forma de perlas, bolas cosidas con flores, pasteles en forma de melón, espirales, anillos, ramilletes en forma de rosa, cañas de bambú rellenas de té para su posterior madurado, un sinnúmero de cestas artesanas donde almacenar el té a largo plazo.

Lógicamente, es más común consumir el té en hoja suelta relativamente pronto tras la cosecha, mientras que los formatos prensados son más aptos para su maduración a lo largo de los años.

La mujer con cáncer

Un día, a final de la mañana, casi a la hora de comer, una mujer entró en la tienda y se dejó caer en la primera silla que encontró. Casi sin aliento, se disculpó por el modo en que había irrumpido. La señora, alta, de mediana edad, con una chaqueta de punto grueso y un pañuelo de seda al cuello, pidió algo que la ayudara a recuperar el tono y a limpiarse el malestar que le quedaba tras cada sesión de quimioterapia:

—Me está robando la vida –suspiró.

Depurativo y tonificante. Necesitaba hidratarse, pero debía ser suave.

—Tómese un té blanco, le hará bien. Hay un tipo que son sólo los brotes de las hojas, que saben a flores y es justo lo que ahora necesita –le sugerí.

Durante un rato, y mientras se enfriaba el té, hablamos de los sufrimientos derivados del tratamiento del cáncer, de la alegría de vivir, de sus proyectos inmediatos, de lo que la hacía feliz en la vida. Al cabo de treinta minutos, apenas había probado el té: se le había quedado frío sin tocarlo. Entonces, repentinamente, se puso en pie de un brinco y dijo:

—Este té me ha sentado de maravilla, el mejor que he tomado nunca. Muchas gracias por este reconstituyente, es justo lo que necesitaba.

Y desapareció.

Cómo preparar el té blanco

Debido a la belleza de las hojas que lo componen, sería recomendable usar una tetera de cristal que permita contemplarlas mientras bailan en el agua. Una tetera de porcelana blanca es otra buena opción. La capacidad de la tetera debería ajustarse al número de tazas que vayamos a servir. Dos tazas de 200 cc nos pedirán una tetera de 400 cc, una taza de 150 cc pedirá una tetera de 150 cc y así para todas las demás combinaciones posibles. Este principio servirá para todos los tipos de té.

Puesto que el blanco es un té de estructura muy robusta, hay que darle un tratamiento algo agresivo para romper las fibras que almacenan los aromas y los sabores florales. Usar una temperatura del agua cerca de los cien grados nos ayudará a liberar aroma y sabor. Pasar de la tetera a una jarrita refrescadora ayudará a igualar el caldo y a bajar un poco la temperatura del mismo. Además, debemos mantener la infusión veinte segundos si hemos hidratado la hoja previamente, o cuarenta si no lo hemos hecho.

En segunda infusión, bajaremos el tiempo a un segundo. En tercera repetimos un segundo. Así hasta que percibamos una disminución evidente del sabor. En ese punto tendremos que aumentar los tiempos a cinco segundos, a diez... Siempre recomendamos utilizar taza pequeña, de 50-60 cc, porque enfría con rapidez y ayuda a saborear el té con facilidad en tres sorbos.

TÉ NEGRO

El origen del té negro lo podemos situar en la aldea fujianesa de Tong Mú, muy cerca de Wuyi Shan, hoy día espacio protegido como parque natural para evitar que entren tés procesados procedentes de otras zonas y sean posteriormente vendidos como si fueran cosechados en el área protegida. Este fenómeno nos suena en Occidente con productos como el vino, con el que productores ambiciosos tratan de vender productos externos como originarios de una zona con protección de origen.

En los siglos XVI y XVII, toda esta área gozó de un importantísimo comercio agrícola debido al monopolio *de facto* que China disfrutaba respecto al té negro, consumido por la aristocracia europea de aquella época. Hoy día, los tés que aquí se producen artesanalmente alcanzan precios desorbitados, no aptos para bolsillos convencionales.

Jin Jun Mei y Yin Jun Mei son referencias obligadas, además de Lapsang Souchong (Xiao Zhong), que harán cambiar radicalmente el concepto que anteriormente teníamos sobre el té negro en caso de no conocerlos. Altamente florales y algo afrutados, densos y de color naranja brillante, casi fluorescente. Y sobre todo sedosos, y con una presencia en la boca que suele llegar a la media hora tras la ingesta del té.

Dentro de la provincia de Fujian, es igualmente indispensable considerar los tres tés Gongfu: Balilin Gongfu, Tanyang Gonfu y Zhenghe Gongfu, cuya nomenclatura incluye la ciudad de procedencia.

Tradicionalmente, se hace marchitando las hojas bajo condiciones de humedad y calor controlados durante unas ocho horas para que se vuelvan bastante suaves hasta rizarse y retorcerse. Es entonces cuando se desencadena una secuencia de oxidación por la rotura de fibras, y liberación y mezcla de los distintos componentes de la hoja, y las hojas pasan de verde a marrón rojizo.

El té negro nace como una necesidad de acortar y abaratar el proceso que se da a las hojas de té oolong en el contexto de la gran demanda de té por parte de la sociedad inglesa a partir del siglo XVII y con especial intensidad a finales del XIX. O sea, es un té de fabricación relativamente reciente y surgido y desarrollado a tenor de la revolución industrial. Su proceso consiste a grandes rasgos en:

1. Marchitado
2. Rizado y amasamiento

3. Apilado y cubierta para la fermentación enzimática u oxidación
4. Torsión (sólo en ciertas variedades)
5. Horneado

Durante mucho tiempo, esta zona gozó del favor del comercio internacional, pero la codicia administrativa desencadenó unas subidas abusivas del precio del té y este encarecimiento provocó que los grandes consumidores europeos tratasen a toda costa de autoproducir el té chino para no tener que pagar tanto y aumentar la rentabilidad de un producto que hasta entonces era exclusivo para bolsillos muy poderosos. Los ingleses consiguieron sacar de incógnito plantas de Fujian para asentarlas en el norte de la India, donde podrían cultivar sin cortapisas ni cánones administrativos. Empezaron a exportar mano de obra china a las colonias inglesas en Assam y Laddhak y allí empezaron a producir masivamente, una vez que las plantaciones de té se afianzaron en el nuevo suelo y clima. Y más tarde trasladaron planteles a la zona de Dharjeeling. Poco después, los holandeses hicieron lo mismo en Indonesia.

De las distintas variedades, nosotros prestaremos atención al Gongfu Hong Cha, que los británicos romanizaron y convirtieron en Congou, refiriéndose de esta manera al té negro de calidad superior. Hoy día este término no es garantía de una calidad superior, sobre todo porque los intermediarios europeos son bastante opacos.

Las zonas productoras más conocidas de China son Fujian, Anhui, Sichuan, Guanzhou, Henan y Yunnan.

En India y Sri Lanka (Ceylán), en la actualidad se usa el término té ortodoxo / Speciality para hacer referencia a té de alta calidad y procesado según los viejos cánones chinos de tratamiento artesano, no mecanizado, que prima la calidad y la excelencia frente a la productividad.

TÉ VERDE

El té verde procede de la hoja de la camelia china. La hoja del té recién recolectada se coloca en bandejas amplias para que se airee al sol y pierda algo de humedad. Para evitar que la hoja se marchite (proceso de oxidación), se somete a un proceso físico que desactive la acción de las enzimas oxidativas. Este proceso se puede conseguir mediante distintos sistemas:

1. Tueste: en inglés el término es *Pan Fry*, freír en el wok. Lógicamente no se fríe en aceite, sino que se calientan las hojas en un wok hasta que empiezan a desprender un aroma agradable.
2. Horneado: se colocan las hojas en un horno suave hasta que se produce el deshidratado justo que el maestro de té desea aplicar a la partida.
3. Vapor: las hojas recién cortadas se ponen en una cinta que pasa a través de una cámara de vapor durante 30 segundos o hasta minuto y medio si es al vapor intenso.
4. Insuflar aire caliente: la hoja se orea con ventilador de aire caliente.
5. Secado al sol.

Cada sistema da resultados distintos. De ahí que haya tantos tipos diferentes de té verde. Además de según el secado, para poder entender mejor qué es el té verde, podemos clasificarlo en función de varios factores.

POR AREA DE PRODUCCIÓN:
✓ Por países de procedencia: China, Japón Corea…
✓ Por provincias dentro de un solo país: Zhejian, Fujian…
✓ Por prefecturas o condados tanto en China como en Japón: Uji, Saga, Anhui, West Lake…
✓ Por montañas de origen: monte amarillo Huanshan, Huoshan, Taimu Shan…

POR TIEMPO DE COSECHA:
✓ Primavera:
  – hasta principios de abril (antes de Qing Ming)
  – hasta el 21 de abril (Qing Ming Hou)
✓ Posterior a las grandes lluvias:
  – verano: tés de menor calidad o cosechas específicas
  – otoño: tés de alta calidad con un contenido muy bajo en cafeína, lo que los hace muy apreciados

POR GRADO DE LA HOJA:
✓ En este caso, dependiendo del país, tendrá una nomenclatura u otra.

POR APARIENCIA DE LA HOJA:
✓ En forma de aguja, aplastada, enrollada, en espirales, acanalada, brotes cerrados, en banda, en pequeños anzuelos en forma de perlas, en anillos…

POR TÉCNICA DEL PROCESO DE LA HOJA:
✓ Manual, procesado de la hoja completamente artesano, dando lugar a tés altamente apreciados por su mejor acabado y calidad.
✓ A máquina, usando métodos automatizados en cadena de producción logrando así que los costes en horas de trabajo sean inferiores, aunque no es tan apreciado.
✓ Mixto. Se usan técnicas manuales para los procesos críticos, y mecánicos para partes del procesado en que no es necesaria la intervención humana. Dan lugar a buenos tés que gozan de alto prestigio y precios elevados.

✓ Al vapor, al tueste, asado al horno, secado al sol, oreado con calor, etc.

Para dar un poco de luz al desconocido mundo del té verde, conviene definir ligeramente los tés verdes de Japón y los de China. Somos conscientes de que existen otras áreas geográficas en las que este tipo de té es importante, pero escapan de la pretensión de este capítulo.

Té verde de Japón

El té verde (Ryoku Cha) procedente de Japón tiene como factor general más importante el uso de vapor para el fijado de la hoja. Las tres grandes calidades de té verde japonés son:

- Sencha (té crudo), té que se cosecha sin haber sombreado la planta las semanas previas a la recogida o desplume.
- Kabuse cha (té de sombra), 15 días antes de recolectar el té se cubre hasta bloquear un 80-90 % de la radiación solar.
- Gyokuro (lágrimas de rocío de jade), hasta 20 días a la sombra, antes de la cosecha.

Además de esta clasificación, hay otra que habla del grado de exposición al vapor («mushi») de la hoja. A hojas más finas y tiernas corresponden vaporizados más ligeros, y a hojas gruesas, vaporizados más prolongados.

Después, se procesa el enrollado o el laminado y el secado o deshidratado profundo. De este modo se obtiene el *Aracha*, o té sin terminar, también conocido como té de granja. A partir de entonces se procesan en las fábricas productos más especializados o derivados con presentaciones diferentes.

Un té japonés muy especial estudiado en las escuelas

Dentro de la clasificación Sencha-Kabusecha-Gyokuro, cada año hay un tipo de té que se denomina Sincha, que es la primerísima cosecha del año. Contiene todo el sabor del invierno y es muy apreciada por los japoneses. De sabor es más delicada y con menos intensidad que los productos normales de primavera. Y mucho más cara.

Sin embargo, en Europa la cosecha Sincha pasa desapercibida por la desconexión natural de la clientela con la industria cultivadora y recolectora del té.

La razón es que aquí no existe una cultura de análisis del té y sus variantes como en Japón. Allí, en las escuelas de primaria y secundaria, tienen, dentro del horario lectivo, apartados de apreciación del té.

De ese modo, la industria del té está presente en la sociedad nipona desde la infancia y el producto entra dentro de lo cotidiano a lo largo de toda la vida de los ciudadanos.

En Japón, cada prefectura productora de té tiene sus propias variantes de arbustos y su propio proceso y estilos de presentación del producto final, lo que se traduce como una grandísima variedad de tés verdes a lo largo de todo el país. Por ello, cuando vemos en una tienda «té verde Sencha» no debemos caer en el prejuicio de pensar que todos los Senchas son iguales.

Té verde de China

El té verde de China es un tema tan amplio de abarcar en su comprensión que difícilmente en el espacio de una vida humana podamos degustar todos los tipos que hay en el mercado. Encontraremos tantas variantes como aldeas pueda haber en una provincia. Cada una con su nota diferencial. Como regla de oro para poder encontrar un buen té verde en una tienda, hemos de valorar el aroma en seco. Si es intenso y agradable, es buena señal.

Así, hemos de valorar su color, su sabor, su textura y la sensación que nos queda en boca tras ingerirlo. Por último, hemos de valorar la energía que nos aporte y el grado de cafeína que nos haya dado. Para evaluarlo, es mejor hacerlo con temperaturas elevadas, a riesgo de que nos quede muy fuerte, para así entender aroma y potencia; luego habrá tiempo de probarlo a temperaturas más suaves y amables.

Además, debido a las muchas variedades de tés verde procedentes de China, es bastante complejo clasificarlo. Lo más correcto sería hacerlo por provincias y procedencias locales, que es la denominación china más común.

Quizás la provincia más famosa en producción de té verde es Zhejiang: los más conocidos son AnjiBaiCha de Anji, Zhu-Cha en Ping Shui (*gunpowder*), Long Jing en Xi Hu.

En el resto de provincias hay, también, distintos orígenes. Lo más paradójico es que fuera de China se consume, en general, té verde de muy mala calidad. Quizás el más popular, tanto en Occidente como en el norte de África, sea el *gunpowder*. Este té procedente de la provincia de Zhejiang se cosecha en primavera medio-tardía. No es el té de más calidad sino un té de terreno bajo, que da mucha producción y tiene sabor muy intenso. Esto es así porque es un producto pensado para almacenarlo y conservarlo durante largos tiempos en condiciones climáticas difíciles, sin cámaras de frío. Al poseer ese sabor intenso por almacenarlo a largo plazo, perderá aroma y sabor, pero todavía aguantará bien. Si además se pliega en bolitas para evitar que la superficie de la hoja esté en contacto con el aire, se conseguirá que sea sabroso incluso si lo almacenamos incorrectamente en un clima extremadamente seco. De ahí que sea éste, y no otro tipo de té verde, el que resulta tan popular en los países árabes.

Modo de preparar el té verde

Para preparar té verde, hemos de observar cómo es la hoja. Hojas robustas y grandes nos pedirán temperaturas más altas, y hojas tiernas y pequeñas requerirán temperaturas suaves. Si vamos a preparar tés tiernos, lo más adecuado sería prepararlo sin realizar un hidratado previo de la hoja; de ese modo no desperdiciaremos el delicado sabor contenido en nuestras hojas.

En este caso, la temperatura del agua puede oscilar entre los 50 °C y los 70 °C en función del tipo de hoja y su estructura visible. Para hoja cortada y rota, mejor 50 °C.

Para tés de estructura robusta, es preferible una temperatura por encima de 70 °C y hasta los 90 °C si queremos que desprenda aroma. A los tés robustos sí podremos hidratarlos antes de realizar la infusión. Con ese hidratado lo que en realidad hacemos es abrir el poro de la hoja para que desprenda aromas con facilidad. Le restaremos un poco de cafeína y muy poco sabor.

Para una tetera pequeña o para un gaiwan, convendría esperar entre 30 segundos y 2 minutos, según nos guste más o menos intenso. Con 30 segundos habremos conseguido que el té empiece a desprender sustancias en el agua, pero quedará todavía mucho en la hoja. Tendrá sabor, pero no se habrá disuelto toda la cafeína ni las catequinas, con lo que el sabor amargo y la astringencia las mantendremos a raya.

Si nos vamos a los 2 minutos, toda la cafeína estará disuelta en el agua y los polifenoles imprimirán a nuestra infusión un grado de astringencia bastante elevado.

Para teteras de mayor tamaño, recordemos la regla del cuarto de litro: por cada 250 cc debemos esperar en la infusión unos 30 segundos.

Haremos una segunda infusión de apenas un segundo, justo filtrar el agua a través del té. De este modo evitaremos sabores muy amargos. En esta segunda infusión, la hoja ya está muy mojada y blanda y su velocidad de disolución ahora será muy rápida. En la tercera aplicamos el mismo criterio, y ya en la cuarta podremos aumentar algo el tiempo, 15 segundos más o menos. Todo depende de cómo vaya respondiendo la hoja; si a la segunda infusión no conseguimos extraer sabor suficiente, es señal de que necesitaremos más tiempo de espera y por tanto tendremos que alargar la tercera sin miedo.

En busca del espíritu del té

Hace unos años nos visitó un hombre que, según nos comentó, viajaba por el mundo buscando el espíritu del té. Su peregrinación tenía forma de libro y demandaba una estética oriental y una forma particular en el trato. A nosotros, como familia y como empresa, nunca nos ha gustado «tratar de hacer como...».

Somos una familia mixta, con dos culturas mezcladas en un mismo hogar, quizás por eso no hemos tenido la necesidad de aparentar nada ni representar ningún papel. Vivimos del té y ello no es nada especial en sí mismo, es nuestro medio de vida y debemos conocer nuestro producto y su entorno, pero eso no nos hace más especiales que otros. Al contrario, estamos convencidos de que lo que hace que nuestra tienda sea única es la clientela. Las personas que pasan por un lugar dejan una huella. Cada persona imprime en el espacio un poco de sí misma y eso se transmite a los demás, que coinciden en el espacio y el tiempo. Entre todos creamos el espacio día a día. Aquel hombre pensaba que su espíritu del té sólo volaba entre gente sofisticada.

A nuestro modo de ver, ese espíritu del té no se deja ver a simple vista, no es superficial. Al igual que para comprender un té deberemos hacer varias infusiones, y empezar a entenderlo después de varias tandas, el espíritu del té lo encontraremos en el ama de casa que necesita un respiro de paz, un momento para ella, y aparecerá cuando ella empiece a experimentar un cambio; lo encontraremos en el señor gruñón que al sentarse a tomar un té experimente un momento de relax y empiece a disfrutar; y lo veremos en las caras de las personas, en ese momento efímero en el que se abandonan a la suerte de la experiencia.

Astringencia en el té verde

Hay un aspecto de todos los tés en general y en particular del verde que es importante resaltar: la astringencia. No es un defecto del té si presenta cierta astringencia. La astringencia no es un sabor, como puede ser lo amargo, lo dulce, salado, ácido o el umami, es una sensación, una textura, producida por el contacto de una sustancia con los órganos gustativos y por todo aquel sitio con el que entra en contacto, como la lengua, el paladar, la garganta, los labios, la parte inferior de la lengua.

La sensación de astringencia en el té la producen los polifenoles, concretamente, las catequinas. Estas sustancias producen una sensación de aparente sequedad debido a que los polifenoles interactúan con las proteínas contenidas en la saliva. Reaccionan formando moléculas complejas que ya no son tan lubricantes y de ahí esa sensación de sequedad. Los tés de calidad deben presentar un cierto grado de astringencia. Es un buen síntoma y enriquecen nuestra experiencia sensorial.

En general la astringencia depende de varios factores:

- La calidad de la hoja. Una buena calidad presentará astringencia debido a la abundancia de polifenoles y otros buenos nutrientes.
- El proceso del té. Un tueste más intenso reducirá la astringencia y, por el contrario, menor tueste dará como resultado una mayor presencia de astringencia en el té. En los tés verdes hay más astringencia que en los negros debido a que el verde está menos transformado que el negro y la presencia de catequinas es mayor.
- El tamaño de la hoja. Las hojas más pequeñas darán más astringencia que las hojas inferiores, menos expuestas al sol.
- El modo de realizar la infusión. Una infusión pasada de temperatura y tiempo liberará en el agua más astringencia y más amargor.

TÉ OOLONG

El té oolong es un varietal de la *Camellia sinensis*, que posee una hoja de tamaño mediano a grande con un grosor mayor que la hoja de té verde. Es originario de la provincia de Fujian, en China. Su área natural de distribución, por tanto, tiene como epicentro Fujian, pero allí hay dos zonas claramente definidas y bien diferentes entre sí: norte y sur. Fuera de Fujian, más al sur, en la provincia de Guandong (Cantón) se cultivan excelentes oolongs popularmente denominados Phoenix. Y más al este, en la isla de Taiwán, crecen varios tipos de oolongs que han superado incluso a los fujianeses en producción y fama mundial. Más allá de China y Taiwán, se cultiva oolong en Japón, Tailandia, Vietnam, Malasia, India, pero no poseen la finura y excelencia de los anteriores.

Así, clasificaremos el té oolong por zonas geográficas de China y Taiwán, que son los más importantes productores a nivel mundial:

- Norte de Fujian
- Sur de Fujian
- Norte de Guandong
- Taiwán
- Norte de Fujian

Recuerdos familiares del té

Hace unos años, tuve el honor de visitar a un familiar que vive en Wuyi Shan, y aproveché para contactar con productores de la zona para comprar un buen producto. Allí conocí a la señora y al señor Wu y a su hija Caroline, que poseen una pequeña factoría y cultivo de lo que a mi juicio son los mejores Yäncha de la zona. Me mostraron su aldea y conocí a la abuela, que tenía unos cien años de edad. La mujer, cuando me vio, se levantó de su butaca y rápidamente me ofreció un par de puñados de mandarinas que ella misma había recogido de un árbol cercano. Me trató como si fuera familia, hablándome con ternura mientras me daba palmaditas en la cara. Nunca supe qué me estaba diciendo, pero no necesitaba traductor para un corazón tan abierto y fuera de complejos.

Más tarde fuimos a visitar el tesoro de la señora Wu. No eran joyas ni obras de arte antiguas, se trataba de los árboles que habían plantado sus antepasados hace más de ciento cincuenta años. Los gruesos y retorcidos troncos estaban recubiertos de líquenes y la señora iba hablándome de cada uno de ellos como si fueran personas con su propio carácter.

De pronto, la señora desapareció. Me di la vuelta, pero no conseguía encontrarla. Al cabo de unos segundos, escuché una risa traviesa sobre mi cabeza. Y allí la descubrí, colgada casi boca abajo, descubriéndome una especie de parásito vegetal que tenían los árboles, que ellos denominan Pan Xi o pinzas de cangrejo, un apreciadísimo remedio natural para muchas dolencias digestivas.

Esto no tendría nada de particular si la citada señora tuviese treinta años, pero la mujer pasaba ya de los setenta.

Entretanto, mi cuñado, el hermano de Mei, había desaparecido también hacía rato en medio de la espesura de un bosque de bambú. Lo llamábamos a voces, pero no respondía. Por el móvil tampoco. De repente, entre un gran estruendo de ramas y piedras rodando, apareció como si volviese de pelear con un león. Traía la ropa negra de arrastrarse por el suelo, pero el rostro iluminado como si hubiese encontrado el Arca de la Alianza.

La sonrisa se le salía de la boca como si no la pudiese contener.

Traía entre las manos otro tesoro. Había encontrado un brote de bambú, un manjar delicioso y escaso en estado salvaje, del tamaño de una cabeza humana y, como no llevaba herramienta para sacarlo de la tierra, se había fabricado un machete con la chapa de un cartel abandonado en el camino.

Los tés del Fujian Norte, con la ciudad de Wuyi Shan como referencia, tienen numerosos tipos de subvarietales (más de 250 tipos de arbusto).

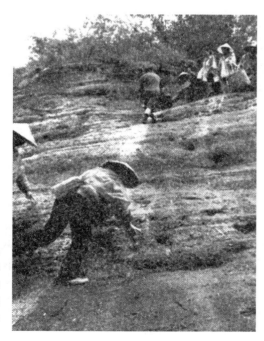

Recolectores en los acantilados de Wuyi Shan se juegan la vida cada día

Los del Sur de Fujian son tés de ligera a media oxidación, producidos principalmente en Anxi, Yongchun y Pinghe. Con aromas característicos a jazmines y sabores que desarrollan gustos florales, cítricos y vegetales, y texturas cremosas. Los tés ya procesados de esta zona tienen aspecto esférico (como si fueran pelotitas de papel) y color esmeralda.

Los tés del Norte de Guandong tienen su mercado natural en Hong Kong debido a su proximidad. Los más conocidos son los de la montaña de Fenghuang, característicamente amargos y florales. De hecho, se sitúa aquí en esta montaña el origen del oolong en la forma de un té antiguo, de hace más de mil años, con el nombre de Beyou. Tienen ese sabor amargo que se transforma en dulce y delicioso con una clara nota resinosa que hace que aguanten en la boca durante mucho rato después de haberlos bebido.

Los tés de Taiwán pueblan toda la isla con las nietas de plantas de Tie Guan Yin procedentes de Anxi, en Fujian. Los varietales se han ido adaptando al clima insular, y tras generaciones de arbustos, hoy día hay plantas propias y bien diferenciadas de las plantas continentales. Suelen presentarse en banda o bolas esféricas formadas por un brote y dos hojas con un poco de tallo.

Los tés taiwaneses gozan de prestigio mundial gracias a la apertura comercial que ha tenido la isla desde su independencia parcial administrativa y económica. Aunque en la actualidad la fama de sus tés es parecida a la de los tés chinos, todavía los precios de los productos chinos son más asequibles que los parientes insulares, que a menudo resultan excesivamente caros para un bolsillo normal.

Dos historias acerca de uno de los 10 mejores tés del mundo

Tie Guan Yin tiene dos presentaciones: el estilo antiguo, que se procesa con alta oxidación y un tueste intenso y se denomina Chuang Tong; y el estilo moderno, que se procesa al modo taiwanés y se oxida ligeramente, con un tueste también ligero que da como resultado un té más floral y fresco. Este último sistema se aplica desde los años noventa del siglo xx y desde entonces se ha hecho un lugar de honor en el ranking de los 10 mejores tés de China.

El origen de este té tiene dos versiones. La más antigua relata que un humilde hombre pasaba cada día frente a un viejo y derruido templo dedicado a Guan Yin, el Buda femenino de la Compasión de Hierro. Al pasar junto a la puerta del derribo, realizaba postraciones mostrando su respeto a la diosa y siempre le nacía el deseo de reconstruir el templo para que otros pudiesen disfrutar de la protección de la deidad. Tras muchos años de posponer el proyecto, finalmente se puso manos a la obra y concluyó la reforma del pequeño templo. Una noche, Guan Yin se le apareció en sueños y le agradeció su esfuerzo, revelándole que tras el templo había oculta una cueva, en su interior había un tesoro que tendría que compartir con toda la aldea. Al despertar, el campesino fue a la parte trasera del templo y a unos metros, oculta entre la vegetación, encontró la cueva. En su interior no había gran cosa, excepto una pequeña planta que parecía bañada por una extraña luz. El hombre trasplantó el arbusto y lo bajó a la aldea. Allí la regó y alimentó durante un tiempo hasta que arraigó. Poco a poco descubrió que desprendía un increíble

131

aroma y que de aquellas hojas se podía hacer un excelente té. Compartió brotes y esquejes de la planta ya crecida con sus vecinos y, hoy día, toda la comarca de Xiping disfruta del beneficio de cultivar el tesoro que emanó del corazón de la diosa Guan Yin.

La otra versión relata la historia de Huang Shi, un estudiante que se pagaba los estudios pastoreando el ganado de sus vecinos. Un día estaba en el monte cuidando de las ovejas y mientras estaba descansando jugueteaba con las hojas de un arbusto. El aroma que el arbusto dejó en sus manos le fascinó y decidió llevarse algunas hojas en su bolsa. Al cabo de un par de meses, el joven enfermó y nada parecía aliviar su extraña gripe, hasta que recordó que tenía guardadas algunas plantas que, al cocerlas, le hicieron recuperarse de inmediato. Al cabo de unos años, ya siendo funcionario de la corte del emperador, ocurrió que el monarca cayó enfermo de un fuerte resfriado; de nuevo, nada conseguía aliviar al rey, y nuestro joven recordó la planta que desde entonces siempre llevaba consigo. Se la ofreció a su amado rey y éste se recuperó muy rápidamente. Desde aquel momento, el rey, en agradecimiento, le ofreció una cédula de reconocimiento del derecho de explotar dicha planta y así comenzó la producción de un nuevo tipo de té. El monarca le preguntó el nombre de dicha planta, pero Huang Shi no supo darle un nombre. Entonces el monarca, gran devoto de Guan Yin, decidió darle el nombre de la diosa como muestra de gran respeto.

TÉ AMARILLO

El té amarillo se sitúa en «un lugar» impreciso entre el té blanco, el té verde y el oolong. Es un tipo de té que se produce en diferentes provincias chinas con resultados muy distintos, según el área de producción y del desarrollo de la hoja en el desplume.

La nota definitoria general del té amarillo es su fermentación apilada ligera (wodui). La fermentación de este tipo es muy similar a la que se produce en los puerh crudos y consiste en cubrir la hoja ya cosechada con calor y humedad. Una vez que comienza esa fermentación enzimática, se ha de parar en poco tiempo. De ese modo no se llega a los niveles profundos de la hoja y nos quedamos en un producto muy cercano al té verde. Una vez alcanzado el grado de fermentación deseado, se hornea a alta temperatura para desactivar la fermentación y cauterizar la hoja. A veces incluso se somete a un ahumado/horneado final para darle carácter.

Como el procesado de la hoja es muy laborioso, el amarillo es un té caro. Si a esto añadimos que la calidad de la hoja es superior, tendremos como resultado un té exageradamente caro. De hecho, tradicionalmente era un té destinado a la corte del emperador, y como tal sigue hoy día, por ello permanece en la memoria colectiva china como un producto destinado al paladar de reyes y es usado normalmente para agasajar y presentar honores especiales.

El té amarillo más caro en China es, sin duda, el Junshan Yinzheng, que posee una producción anual muy pequeña y de proceso totalmente artesanal, con una producción destinada casi en su totalidad para tributo gubernamental. Este té es usado por el Gobierno chino para ofrecer regalos especiales a visitantes distinguidos o representaciones comerciales de interés para el país.

Es habitual encontrar mucho más té en el mercado con este nombre que el que realmente se produce en esta área. Lógicamente, productores de distritos cercanos se cambian de nombre comercialmente debido al cotizado vecino. Es un tipo de fraude consentido por la dificultad de seguimiento administrativo de todas las partidas que salen al mercado.

Modo de elaborar el té amarillo

Para elaborar té amarillo es preciso que observemos bien la hoja; a estructuras robustas de hoja (hojas grandes) les aplicaremos temperaturas más altas, a hojas tiernas y delicadas (hojas pequeñas, brotes ya abiertos), temperaturas suaves. Los tiempos, como siempre, alrededor de 30 segundos (en la primera infusión) y 1 segundo (para la segunda y sucesivas infusiones) para una tetera que no supere los 300 cc, según nos guste más corpulento o menos.

Por lo general, los tés amarillos poseen un gusto floral y dulce que permanece y endulza la boca durante minutos.

TÉ ROJO / OSCURO (HEI CHA)

Una primera consideración: por té oscuro de China se suele entender lo que en Occidente llamamos té rojo. Pero es importante entender que el concepto de té oscuro es más amplio que el del té rojo, siendo éste último (el puerh) una parte de los tés oscuros, si bien es sin duda el más famoso de todos.

Lo que define en general a los tés oscuros de China o Hei-cha es un proceso de oxidación inicial y uno de postfermentación en apilado que en China se denomina Wodui. Esta fermentación puede hacerse con las enzimas y bacterias propias de cada hoja de té, o, como en el caso del «puerh shuo», con levaduras naturales que aceleran el proceso ayudadas de humedad y calor.

En seco las hojas de estos tés tienen desde tonos rojizos, pasando por los marrones, hasta llegar a los negros profundos. Se suele presentar en los mercados de muchos modos, tanto suelto como prensado y madurado. Para entenderlo mejor, daremos varios sistemas de clasificación.

Clasificación del Hei Cha en función de la provincia de origen:

✓ Té oscuro de la provincia de Hunan

Los tés de Qian Jiang son muy populares. Éste se postfermenta y se mete a presión en cestas largas, de aproximadamente un metro de largo, dándole forma de tronco de madera. Es en estas cestas en donde se produce la posterior maduración que se realiza durante años. Más años significará más calidad. Produce un caldo marrón-rojo dulce con un claro sabor a maderas ligeramente amargas y afrutadas que recuerda al té negro pero con un punto fresco y a madera.

✓ Tés oscuros de la provincia de Sichuan

Son conocidos los tés que se denominan «vieja ruta del sur» y también en los últimos años aquí se producen buena parte de los puerhs que se atribuyen a Yunnan. Es tal la demanda de tés procedentes de Puerh (té rojo) que Sichuan cultiva y procesa té con denominación de origen oficial Puerh/Simao. Estos «puerhs» se suelen llamar «de terraza» en referencia al modo en que se distribuyen los cultivos en las laderas de las montañas donde crecen. Es el típico té rojo de supermercado oriental. Si bien su calidad no es muy buena comparado con los artesanales, al consumidor no muy exigente le basta porque es barato. Una nota muy habitual de estos tés es su evidente sabor a pescado. Esto es síntoma de que el proceso de postfermentación no ha sido correctamente finalizado. Se necesita un mínimo de dos años de fermentación, y muchos fabricantes a gran escala no están dispuestos a almacenarlo tanto tiempo.

✓ Té oscuro de Guanxi

Liu Bao es el más conocido de esta provincia. Es un tipo de té oscuro cuya calidad y fama no traspasa habitualmente la frontera china aunque hay excelentes productos en la zona. Son tés que tienen un grado de fermentación que los hace muy aptos para ser envejecidos y por ello es habitual ver estos productos envasados en caña de bambú o en cestas que permiten aportar al té un sabor y aroma extra a maderas viejas. El Liu Bao es un tipo de té artesanal caro; tiene un aspecto de hoja de té negro cuando está suelto, prensado es distinto, puesto que se compacta en forma de ladrillo (a veces los fabricantes lo compactan en el interior de cañas de bambú) y en ese formato las hojas quedan apelmazadas. Este té suele ser de grueso medio y las hojas presentan una fermentación uniforme, muy bien acabado. Desarrolla un caldo de color granate rubí muy limpio y elegante, con un aroma claro a madera vieja muy agradable. Su sabor está a medias de un té negro y un puerh. Unos minutos después de haberlo ingerido, uno experimentará un calor ascendente desde el estómago hacia la cabeza. Tiene cafeína, y eso es algo que hay que tener en cuenta en tés «calientes» que subirán nuestra energía por partida doble.

✓ Té oscuro de Yunnan

Los tés de esta provincia proceden de varias comarcas montañosas como Puerh, Xishuanbanna, Lincang, Dali, Nanuo, Bulang, Yiwu… Crecen en árboles y no en arbusto, lo que obliga al recolector a escalar el árbol. Como en todos los grupos de té, el trabajo artesanal marca la diferencia. Los tés elaborados artesanalmente, desarrollan un aroma y unos sabores muy diferentes que los elaborados mecánicamente.

Historias del té

Hasta el siglo VIII no se escribió ningún tratado temático acerca del té, cuando Lu Yu escribió acerca de los tés prensados del sur y sus beneficios como bebida saludable. El emperador Huizong fue otro gran entusiasta y llegó a derogar leyes de su padre, quien había prohibido el consumo de tés prensados en la corte. Pero fue en los albores del siglo XX cuando estos tipos de té cayeron en el olvido. Muchos agricultores y recolectores dejaron de producirlos debido a la exagerada carga fiscal impuesta por funcionarios corruptos, que hacía que dejara de ser rentable recoger y procesar estos tés. La puntilla llegó en la década de los cincuenta, cuando con la revolución de Mao, muchos fabricantes dejaron de producir tortas de té debido a las reestructuraciones del mundo agrario, pasando a cultivar sólo productos de primerísima necesidad y dejando los árboles de té en un plano secundario.

Con la autonomía de Taiwán y la independencia de Hong Kong, se produjo un impulso comercial de los tés de Puerh debido a que los marchantes de té locales los redescubrieron y llegaron a alquilar los bosques de té de Yunnan abandonados treinta años antes para producir un tipo de té «nuevo» y casi legendario.

Los años setenta supusieron la aplicación de una técnica diferente para la producción de los tés de la zona de Puerh. Un fabricante, Fan He Jun, dueño y fundador de la Menhai Tea Factory, creó un sistema ya aplicado en zonas como Guandong y Guanxi en los años cincuenta llamado Wodui que consistía en acelerar el fermentado de la hoja de té por medio del amontonado aplicando levaduras naturales y cubriendo el montón con lonas que no dejen escapar la humedad ni el calor. Con este sistema se acortaba el proceso de envejecido y maduración del té hasta conseguir sabores y texturas similares a los tés crudos pero ahorrando considerablemente en el factor tiempo. A partir de este momento, la fama de los tés de Puerh fue creciendo cada año.

La primera diferenciación que se debe tener en cuenta en los tés de Puerh es entre:

- CRUDOS (Sheng): aquellos tés que se procesan de modo parecido a como se procesa el té verde pero con la diferencia de la maduración a largo plazo, normalmente prensados en tortas o ladrillos. Tienen una larga historia de producción y son llamados también tés verdes de Puerh porque su proceso es ligero y, a pesar de la fermentación natural y la oxidación, recuerdan bastante a los tés verdes chinos.

- COCINADOS o madurados aceleradamente (Shuo): son los que conocemos como té rojo. Su proceso no difiere excesivamente de los sheng-crudos, pero se le añade el paso denominado wodui, que es una fermentación en pila, amontonado en capas y cubierto con lonas, apoyado por humedad y calor y levaduras ligeras. Esta combinación produce una fermentación en la que sube la temperatura específica de las hojas debido a la acción digestiva de las bacterias y de ahí que se denomine té puerh cocinado o cocido, pues en el proceso de fermentado, el conjunto adquiere temperaturas elevadas, por encima de los 60 °C, de manera natural, simplemente con la acción bacteriana.

También los podemos clasificar en función del formato de su presentación:

- En forma de hoja suelta.
- En bing (tortas) de distintos tamaños y pesajes, que pueden oscilar entre los 100 g, 357 g, 400 g, 500 g hasta los 5 000 g y los 20 000 g.
- En tongs o Qi Zi Bing, paquetes cilíndricos de corteza de bambú que contienen siete tortas.
- En forma de ladrillos (zhuan), que van desde los 250 g hasta los 2 kg aproximadamente.
- En forma de seta (jing) son muy usados en el Tíbet y también se ofrecen como tributo y ofrenda a las deidades en los altares.
- En forma de nidos (tuo); el origen de esta forma está en que las recolectoras, tradicionalmente, tenían derecho a llevar cada día un puñado de té recolectado para reu-

nir «la dote» matrimonial. Ese puñado se compactaba lo más posible con los dedos y dio lugar a estos boles de té con forma de nido. Hoy día se presentan muchos tamaños, desde el mini, de unos 7 g, al maxi de 2 500 g, aunque el más popular es el de 100 g.

- En forma de melón (jingua); parecidos a los nidos, pero no tienen la oquedad en uno de sus lados y presentan unos gajos en la superficie imitando los alvéolos de algunos tipos de melón y calabazas. Hay muchos tamaños y pueden llegar a pesar 25 kg.
- En forma de baldosa (fang), con tableros labrados dando lugar a cuadros decorativos de color casi negro. Es habitual ver que el té con el que se forman sea casi polvo para presentar una textura de baldosa más uniforme y elegante. No suelen consumirse, sino que tienen una función más decorativa.
- En forma de tabletas que simulan a las de chocolate, con marca de cada dosis individual. Este formato suele estar prensado extremadamente compacto y es difícil de deshacer en el agua.
- En forma de monedas, suelen ser más un regalo que un té para consumir.
- En forma de pasta prensada (Gan Cha o Cha Gao), que en realidad es un extracto muy concentrado de té puerh de aspecto parecido al regaliz negro, y que produce un caldo intenso pero suave al tacto, de alto valor medicinal en la Medicina Tradicional China.
- En forma de caña de bambú rellena de té a presión, dejando que con el tiempo el té del interior adquiera el aroma y sabor dulzón de la caña de bambú.

- En forma de gachas (Lao Cha Tou). En las pilas de fermentación se produce una costra de hojas y partículas pequeñas de té que se quedan adheridas entre sí en forma de pegotes. Esta corteza deshilvanada se elabora como cualquier otro té, pero da un licor muy uniforme, suave y sedoso. Siendo escaso en comparación con el lote de té que hay debajo, suele alcanzar incrementos de precio del 100 % respecto al té que cubre.

También se pueden clasificar por estación de cosecha: primavera, verano, otoño (Guhuacha, flor de cereal), o bien por la edad del árbol:

- GUSHU –árbol anciano–. De 150 años o más, y pueden llegar a tener 1 200 o más años de antigüedad. A las hojas procedentes de estos árboles se las aprecia especialmente porque contienen sabores más cremosos y suaves. Son árboles de crecimiento muy lento en estado salvaje y, por tanto, sin que se abone el suelo ni se rocíen las plantas con pesticidas.
- DASHU –árbol grande–. Son árboles que rondan entre 100 y 150 años. Muy apreciados y con crecimiento lento. Dan producciones pequeñas al cabo de la temporada y por ello, igual que el GuShu, son hojas con precios muy elevados.
- ZHONGSHU –árbol mediano–. Árboles que tienen entre 50 y 80 años.
- XIAOSHU –árbol pequeño–. Tienen una edad por debajo de los 50 años, suelen poblar las zonas más bajas de los montes y dan hojas de calidades estándares.

- TAIDI, o té de terraza. Son arbustos jóvenes, de tres a veinte años, que dan hojas que se usan para relleno sin definir una calidad especial.

La última de las clasificaciones de las que vamos a hablar, aunque hay otras, es la que se realiza por tipo de almacenaje o maduración:

- Maduración húmeda: se colocan las tortas o ladrillos de té en un ambiente muy húmedo y se dejan madurar durante años. Dejan sabores y aromas muy alcanforados. El problema con estos tés suele ser que en ese ambiente tan húmedo es muy fácil que proliferen mohos y bacterias que pueden ser tóxicas.
- Maduración en seco: suelen hacerla los comerciantes taiwaneses que aseguran que en este tipo de maduración, el Qi del té beneficia plenamente a la salud, mientras que la maduración húmeda, más propia de los comerciantes de Hong Kong, anula completamente las propiedades beneficiosas de este tipo de té.

El té de Puerh, debido a su popularidad y prestigio, se ha entronizado como uno de los tés de china más apreciados mundialmente. La historia de este té se remonta unos 3 500 años encontrando anotaciones contractuales y referencias escritas acerca de las obligaciones de siervos de preparar el té para el amo, en algún tratado médico o informes administrativos de tributos por cultivos y cosechas.

Toman el nombre de puerh no porque los árboles crezcan en esta ciudad, sino porque desde allí partía la Vieja Ruta de los Caballos, un camino por el que circulaba el té en caravanas de caballos durante dos meses hasta llegar al Tíbet primero y a Mongolia después, consumidores tradicionales de este producto.

Sellos de calidad y medidas de las tortas de té

El Neifei es un sello de papel que se inserta dentro del té que va a ser prensado en torta, de tal modo que al aplastarlo queda adherido a las hojas con el sello del fabricante. El primero en introducirlo fue la fábrica Tongqin Hao, y a partir de ella, lo asumieron la práctica totalidad. Además, se adjunta a la torta de té, sin adherir, el Neipiao, una etiqueta con una descripción del té y sus características gustativas.

A partir del año 2000 se empezó a incluir el **Quality Stamp** impreso en el papel del envoltorio, un logo que garantizaba que la empresa se había adscrito al sistema de Calidad alimentaria estandarizada para mejorar la calidad de productos de consumo humano producidos en China.

Hoy en día, las principales factorías de té de Puerh incluyen medidas de autenticación similares al papel moneda para evitar fraudes y falsificaciones.

Por lo que respecta a las medidas, la más popular suele ser la torta de 357 g. Sin embargo, se suele regalar un tong, que contiene siete tortas de este peso (Qi Zi Bing). Esto simboliza ofrecer tanta fortuna como tener siete hijos varones.

¿Pero por qué una torta tiene 357 gramos y no un número redondo como 350 o 360, por ejemplo? La medida popular en China desde 1959 es el jin, que equivale a 500 g. Por lo tanto, 5 jins suman exactamente 2 500 gramos. Un tong, o

Qi Zi Bing, compuesto por siete tortas de 357 gramos pesa exactamente 2 499 gramos, el equivalente a cinco jins.

Si seguimos ampliando medidas, una cesta se compone de 8 tongs (40 jins), que suman 20 kg, y un caballo solía transportar dos cestas (40 kg = 80 jins) a lo largo de la Vieja Ruta de los Caballos camino al Tíbet y Mongolia.

8

EL TÉ REPROCESADO

Pertenecen a este grupo tés elaborados en todos los grupos del capítulo anterior, pero que una vez procesados son sometidos a pasos adicionales, más allá de su elaboración simple. Por ejemplo, un té verde ya terminado de procesar que se muele hasta conseguir el polvo extrafino que denominamos matcha sería un té reprocesado. Un té blanco mezclado con flor de jazmín, también sería un té reprocesado. Un té puerh que, una vez finalizado su proceso, se compacta en ladrillos o en tortas, también entraría dentro de este concepto de reprocesado.

Clasificamos los reprocesados en:

✓ Reprocesados verdes:
  – Matcha; tras el proceso de vaporizar y tostar para deshidratar, se muele la hoja hasta obtener un polvo muy fino.
  – Moli Hua cha (té con jazmín).
  – Extracto para cápsulas.

✓ Reprocesados blancos:
  – Prensado de las hojas para maduración a largo plazo en tortas o ladrillos.
  – Polvos al estilo matcha, para batir.
  – Cosido con flores para arte floral.

✓ Reprocesados oolongs:
  - Prensado para posterior maduración; los rociados de extracto de ginseng, mezclados con osmanto, Milky oolong, etc.

✓ Reprocesados negros:
  - Reducción a polvo y prensado en pastillas para infusión/disolución.
  - Ahumado como el Lapsang Souchong.
  - Cosido como arte floral.
  - Polvo para batir.

✓ Reprocesados puerh y heicha:
  - Prensado para posterior maduración a largo plazo en tortas o ladrillos.
  - Maduración húmeda.
  - Maduración seca.
  - Reducción a polvo o pasta: Cha Gao.
  - Maduración en interior de caña de bambú y otras maderas aromáticas. Mezcla con flores.

Un clásico reprocesado: el Lapsang Souchong

Debido a su fama, el Lapsang Souchong es uno de los tés reprocesados más consumidos. El nombre es una adaptación fonética de Zhenshan Xiao Zhong, la madre de todos los tés negros.

El Lapsang es un té cuya característica principal es el reprocesado en humo, es decir, es un té negro que tras completar su proceso de oxidación, enrollado y tostado, se somete a un ahumado al carbón de conífera. El origen de este té está en la comarca de Zhenshan, cerca de Wuyi, en Fujian. Hay varias historias que se refieren a su origen. Por un lado es popular aquella que explica que unos comerciantes, con un envío adjudicado a sus clientes, ya en carros para su entrega, fueron sorprendidos por lluvias muy fuertes. Los marchantes trataron de evitar que el té sufriera daños, pero finalmente se mojó, aunque de modo leve. Procuraron, entonces, solucionar el accidente calentando en brasas de carbón vegetal el té humedecido. El resultado fue un ahumado que intentaron ocultar sin éxito.

Para sorpresa de los comerciantes, sus clientes a la vuelta solicitaron más té con sabor ahumado, la mercancía había sido un éxito de ventas en la subasta y los clientes europeos demandaban más. Había nacido una estrella.

Hay otra historia que se atribuye al ejército durante un bloqueo de la producción de té. En esos días, los fabricantes, en un intento de acelerar el secado de las hojas, las sometieron al tueste con carbón de pino, produciendo sin querer una nueva variedad.

Todas estas versiones dejan de tener sentido en cuanto nos ubicamos en su lugar de origen, el área de Wuyishan, en donde tradicionalmente se hornea el té a las brasas desde antiguo, sometiendo la hoja a sucesivas sesiones de brasas sobre cestos de bambú para darles este toque de tueste que va de menos a más sin que llegue a perderse el carácter floral de las hojas de oolong. Un horneado algo pasado de vuelta nos da como resultado un claro ahumado, y si llegamos más allá, tendremos la variedad Tarry, que es un indicativo de «ahumado» fuerte.

Té de jazmín, manjar de emperatrices

Otro de los puntales chinos del té reprocesado es el té de jazmín. Hay muchos tipos de hoja de té reprocesada y mezclada con flor de jazmín. Desde hace más de mil años, hay datos históricos sobre factorías de té de jazmín típicamente fujianés. En China ofrecer té de jazmín es un símbolo de bienvenida, se considera el té de la reunión y, lógicamente, es un té que se ofrece a las visitas.

Normalmente está compuesto de té verde y flor de jazmín en distintos grados de desarrollo tanto de la hoja como de la flor. También es muy conocido el té blanco mezclado con jazmín. El jazmín lo podemos encontrar cerrado, abierto e incluso la hoja de té expuesta al vapor de flor de jazmín, alcanzando sutileza, perfume y sabor altamente delicados.

Una gran aficionada a este té era la emperatriz viuda Cixi (Tz'u Hsi), que vivió entre 1835 y 1908. Se dice que al haber enviudado, el luto nacional exigía no mostrar joyas ni adornos en público, lo único permitido era mostrar alguna flor natural, concesión dada por su amor por esta flor de jazmín que aderezaba sus tés a diario. Se cuenta que ofreció este té perfumado a todos cuantos mandatarios la visitaron durante los casi cincuenta años de su reinado. Consiguió que los europeos se aficionasen a este té: prueba de ello son los impresionantes números de facturación de la Fujian Fuzhou Tea Factory durante aquella época, produciendo 10 000 toneladas por temporada. Hoy día este té sigue siendo muy popular tanto en China como fuera del país. Quizás allí tenga una reminiscencia cultural como té de reinas, pero en Occidente tiene una connotación algo anticuada, ya que recuerda a aquellos restaurantes chinos donde reinaba el rollito de primavera y el cerdo agridulce.

El color moderno del té

Un día de septiembre de 2019 recibimos la siguiente oferta comercial:

Hola:

Soy creadora de la marca XXXXXX, que se define como un puente de unión entre Oriente y Occidente. Matcha es la parte tradicional de Oriente y Colors la parte moderna de Occidente. Una fusión de lo mejor de ambos ámbitos.

Por primera vez se convierten en polvo todas las variedades procedentes de la planta de té **Camellia sinensis**. El té azul, blanco, amarillo, rojo, negro y verde.

Lo especial del té en polvo es su gran cantidad de vitaminas, minerales, aminoácidos y especialmente antioxidantes que aporta en mayor densidad de nutrientes gracias a que se consume la hoja entera del té. Entre sus múltiples antioxidantes destacan polifenoles como las catequinas, «capaces de proteger a las células del estrés oxidativo y los radicales libres».

Para dar pigmentos a los tés en polvo, utilizamos flores, frutas, algas y vegetales, así como la flor azul butterfly pea flower, la blue espirulina y la fruta pitaya entre otros, que aportan color y nutrientes. Para completar, se le añade aroma con las especias. Estos polvos son aptos para aplicar a cualquier bebida o comida, para añadir color, nutrientes y sensaciones.

También tengo a disposición para vender a granel en formato polvo: té negro darjeeling, té amarillo, té oolong, té rojo puerh, té matcha con chlorella, matcha Soft (té matcha con sabor menos amargo), té blanco.

Aprovecho la ocasión para mandaros información.

Gracias de antemano.

La respuesta no se hizo esperar.

Estimada xxx:

Agradecemos tu interés en mostrarnos tus productos, pero lamentablemente nuestro pequeño comercio está diametralmente en el lado opuesto a la modernidad que nos presentas. Trabajamos muy duro para presentar tradiciones culturales antiguas que han evolucionado muy poco con el paso del tiempo. La rapidez, la fusión, lo inmediato, están bien, pero no para nuestro modelo de negocio. A una persona que lleva cuarenta años estudiando el Chado no le puedes vender cualquier producto, ni siquiera cualquier matcha, porque no es el té en sí lo que practica, es el linaje de sus tatarabuelos tal como ellos hicieron, y es esa tradición cultural la que se transmite de padres a hijos desde tiempo inmemorial. Y nosotros tratamos de continuar esa corriente. Le damos máxima importancia al origen del té, a la plantación, a las personas que lo cultivan, a cómo lo venden y por qué lo venden así. Evidentemente, y con el máximo respeto hacia ti y tu negocio, no creemos que ese producto encajase en Interior de Té.

Discúlpanos por ser tan directos, no quisiéramos que lo tomaras como un desprecio ni pensaras que tratamos de darte lecciones. Simplemente, te expongo nuestra idea de negocio y justifico mi negativa a tu oferta.

Gracias por tenernos en cuenta.

Armando. Interior de Té.

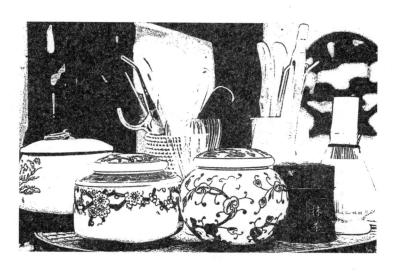

Herramientas y frascos de té matcha

9

VEINTE PREGUNTAS Y RESPUESTAS SOBRE EL TÉ

1. ¿Qué es el té? ¿Todas las infusiones son té?

Lo que comúnmente conocemos por té es la hoja de una planta que se llama *Camellia sinensis*. Hay dos subvarietales de ésta, que son la *Camellia sinensis sinensis* y la *Camellia sinensis assamica*, de las que se obtiene la hoja que, procesada de diferentes modos, nos da como resultado los seis diferentes tipos de té que podemos encontrar en el mercado: blanco, verde, amarillo, oolong, negro y rojo.

Todos proceden de la camelia china, aunque existen a su vez varios miles de subsubtipos de los cuales obtenemos hojas que son más aptas para unos determinados tipos de té y que no son tan válidas para otros. A modo de ejemplo, el té blanco es hoja de *Camellia sinensis sinensis* subvarietal Da Bai recogida en la primavera temprana. Se recoge cuando las yemas de las hojas apenas han empezado a desplumar, todavía recubiertas del vello protector, y se secan al sol nada más cortarlas. En el caso de té oolong es la *Camellia sinensis sinensis* subvarietal Oolong Tie Guan Yin. Se recoge en primavera y se procesa a través de 15 pasos diferentes, entre los que está el blanqueado, la semioxidación, el tueste y otros. Y así sucesivamente con cada tipo de té.

2. ¿Teína es mejor que cafeína?

La planta de té posee muchos tipos de sustancias complejas. Una de ellas es la cafeína, que es un alcaloide psicoactivo que actúa estimulando el sistema nervioso central. Es muy soluble en agua a altas temperaturas. No hay diferencia entre la cafeína del café y la cafeína del té en términos químicos y de estructura molecular, son idénticas, con lo que científicamente podemos afirmar que son la misma sustancia. Cada planta se procesa y se prepara para su consumo de manera distinta. En el café, para elaborarlo para su consumo, hacemos una molienda del fruto de la planta, que es bastante rico en grasas, a través de la cual hacemos pasar un volumen de vapor de agua a presión a 130 °C cuando lo hacemos «expresso», siendo éste un sistema muy agresivo con los materiales tratados. El vapor literalmente rompe la estructura del café y el agua arrastra y disuelve en ella todos los componentes del polvo de grano de café.

En el té el tratamiento es más suave. Normalmente no cocemos la hoja como en el café. Usamos temperaturas más suaves, casi siempre por debajo de los 100 °C. La densidad del licor resultante es menor que con el café, con lo que lo eliminamos en el sudor y la orina con más facilidad y rapidez. La hoja de té entera suele retener dentro de su estructura de fibras más componentes que el grano de café, porque su estructura de celulosa se mantiene más entera que en el caso de aquél. Esa mayor fortaleza, al no moler la hoja, implica que los componentes de la hoja se liberen con más lentitud. Por ello el té es más acuoso y fácil de asimilar y de eliminar.

Además de la mayor suavidad de la hoja, hemos de considerar que el arbusto del té no tiene el mismo contenido químico a lo largo del año. El arbusto de té es una planta perenne, no pierde la hoja a la llegada del invierno. En la primavera, las hojas que brotan al acercarse las lunas llenas, tienen un gran contenido de cafeína, que va en aumento a medida que el calor se va afianzando. A partir del verano, la química va cambiando: ya no hay tanta cafeína, pero los polifenoles alcanzan su grado máximo. Esto tiene relación con la máxima radiación solar anual. En otoño, con la llegada de lluvias y frío, y con menos horas de radiación solar, la química de la planta se invierte, la planta se prepara para protegerse de las bajas temperaturas invernales y traslada la mayor parte de las sustancias químicas de las hojas a la zona de la raíz, donde esos nutrientes están más protegidos. Con el paso del invierno y la llegada de la nueva primavera, la planta vuelve a subir la química a las hojas, cuando recibe estímulos de mayor radiación solar para poder realizar la fotosíntesis, que transforma la luz solar en energía útil para la planta. Dependiendo del momento anual de la cosecha, la hoja tendrá más o menos cantidad de cafeína. En primavera tendrá más y en otoño tendrá menos.

3. ¿Una taza de té tiene menos cafeína que el café?

No podemos generalizar. Hay tipos de té con mucha cafeína y otros con muy poca. No es lo mismo un té cosechado en primavera que uno cosechado en otoño. Repitiendo el concepto de la pregunta anterior, las plantas tienen diferentes compuestos en función de la estación climática en la que se encuentran. En primavera, casi todo el esfuerzo de la planta está centrado en su parte alta o aérea, las hojas, que es donde se produce la fotosíntesis. En otoño, por el contrario, toda la actividad de la planta se va a la raíz, con lo que es ahí a donde se van las sustancias químicas como la cafeína y demás componentes, y las hojas cosechadas en ese tiempo poseen menos componentes químicos.

En términos más generales, podemos decir que el té se elimina más fácil y rápidamente que el café a través del sudor y la orina. En ello tiene mucho que ver su naturaleza. Es relativamente frío frente a la naturaleza caliente del café. No estamos hablando de la temperatura a la que lo tomamos, sino de su naturaleza, del mismo modo que a la pimienta le corresponde una naturaleza caliente y a la menta una fría. Cuanto más fría sea la naturaleza de un té, tendrá un efecto más diurético; por ello no es extraño que al beber té blanco, tardemos apenas dos minutos en visitar el baño.

4. ¿El té verde es anticancerígeno?

La respuesta a esta pregunta la podremos responder al ver análisis químicos sobre la hoja de té. Hay una sustancia presente en la hoja de té que tiene por función inhibir la acción de radicales libres en el proceso de oxidación celular. Esta sustancia se llama «3-galato de epigallocatequina», mejor conocida por sus siglas, EGCG o EGC3G. Se trata de un polifenol del té con unos efectos considerados como los más potentes en lo que se refiere a la acción antioxidativa y antimutagénica dentro del reino vegetal.

Al incluir en nuestra dieta diaria cantidades significativas de polifenoles, estaremos favoreciendo el correcto funcionamiento de nuestros tejidos celulares; hidrataremos nuestra musculatura y favoreceremos mediante el sudor y la orina la eliminación de toxinas presentes en la combustión de diversos alimentos; estimularemos riñones, páncreas e hígado; facilitaremos la eliminación de excesos de glúcidos y lípidos en el torrente sanguíneo, y obtendremos muchos más beneficios sobre la salud corporal.

Hay muchos testimonios de personas que dicen haber curado tal o cual enfermedad gracias a la ingesta continuada de té, pero la comunidad científica es prudente a la hora de relacionar la ingesta de alimentos con la cura específica de una patología concreta, principalmente porque es muy difícil asociar principios activos presentes en las plantas a efectos concretos de curación de una patología que funcionen igual para todo el mundo.

5. ¿Los antioxidantes alargan la vida?

En el té existen grandes concentraciones de antioxidantes siempre que no procesemos excesivamente las hojas. Con los procesos de tueste, oxidación y fermentación se produce una importante pérdida de estos compuestos. Por tanto, los tipos de té más ricos en antioxidantes son los menos procesados: el té blanco, el té verde, los oolongs y algunos tés negros de oxidación baja.

Decir que alargan la vida es un poco osado. Los antioxidantes inhiben algunos procesos de envejecimiento celular, pero es importante afirmar que una buena dieta, equilibrada, unos buenos hábitos de vida, como hacer deporte regularmente, practicar meditación y yoga, tener una mente flexible, en paz y feliz son factores que ayudan a mantener el equilibrio de la salud psicofísica.

Sólo por tomar unas pocas tazas de té no alargaremos nuestra vida. No obstante, se ha comprobado que la ingesta regular de té en cualquiera de sus tipos procedentes de la camelia china es efectiva en el mantenimiento de una buena salud en los tejidos celulares, favoreciendo de modo significativo la eliminación de radicales libres y aportando defensas naturales contra infecciones víricas.

6. ¿El té rojo adelgaza?

El té rojo tiene fama de ayudar a perder peso y, de hecho, hay estudios que concluyen que el té puerh ayuda a la disolución de depósitos lípidos a nivel celular. Esto significa que una ingesta continuada de té puerh puede ayudar siempre que acompañemos a nuestras cuatro a ocho tazas diarias de una dieta apropiada, reduciendo el consumo de harinas industriales, de alimentos de fritura, de dulces, de alcohol y otros alimentos que, mal procesados y cocinados, pueden producir sobrepeso.

Esta fama del té rojo bien la podrían tener otros tipos de té, como el oolong, que es igualmente beneficioso para mantener la báscula a raya, pero este tipo de té suele ser caro y nuestra industria de los milagros siempre busca el máximo beneficio al mínimo coste posible.

7. ¿Qué diferencia hay entre el té de bolsita y el té suelto?

La principal diferencia es que la bolsita no nos permite observar con claridad el contenido de su interior. La hoja suelta muestra a simple vista cualquier carencia o defecto. Además, la hoja suelta puede moverse con libertad dentro de la tetera al contacto con el agua, lo que permite que desprenda sus contenidos con facilidad. Por el contrario, la bolsita atrapa y apelmaza las hojas dentro, no permitiendo que elementos como los aromas y los aceites más ligeros se liberen plenamente.

Normalmente dentro de una bolsita, las hojas de té se fragmentan con facilidad y se reducen a un polvo grueso que al contacto con el agua caliente se disuelve en exceso y queda nuestra infusión demasiado fuerte. Otro punto importante es que si las bolsitas son de polipropileno, falsa seda, estaremos tomando cada día pequeñas partículas de plástico disueltas en el agua del té.

8. ¿Cuántas tazas de té al día se consideran saludables?

Depende del metabolismo de las personas. Hay personas que toleran bien una ingesta elevada de té y otras no. No deberíamos sobrepasar el litro y medio de té al día. Pero no debemos medir la ingesta del volumen de agua sino la cantidad de gramos de hoja de té al día. No debemos sobrepasar los diez gramos de hoja en seco. Con éstos podremos hacer muchas infusiones reutilizando las hojas una y otra vez, hasta llegar a ese litro y medio. Hemos de tener en cuenta que en la primera infusión disolvemos aproximadamente un 70 % de algunos de los componentes químicos activos presentes en la planta tales como la cafeína y las catequinas y polifenoles.

9. ¿Hay un té específico para la tarde?

Esencialmente no, pero cualquier té de calidad nos puede ayudar a disfrutar de una relajada tarde al calor de una buena taza. En las costumbres anglosajonas un té indio con dulces es la compañía perfecta. Hay que tener en cuenta que hay personas muy sensibles a la cafeína y que tomar un té con altos contenidos en cafeína dará como resultado seguro la imposibilidad de conciliar bien el sueño. Nosotros aconsejamos más un oolong, que suele tener menos cafeína que el negro.

10. ¿El té negro es menos saludable que el blanco?

Es un falso mito. Mucha gente piensa que el té negro no es bueno para la salud, mientras que el verde y el blanco sí son beneficiosos. En el té negro se usa la misma planta, algo más procesada, pero con casi todos los componentes. El proceso del té negro pasa por dos acciones que lo caracterizan como tal. Por un lado tenemos la oxidación durante unas ocho horas, y por otro, el tueste. Hay más pasos intermedios, pero estos dos determinan la química de la hoja. La oxidación produce una reacción química en las hojas en la que se producen cadenas de polisacáridos que le aportan ese carácter dulzón. Se pierden en este proceso bastantes catequinas y polifenoles que son los compuestos más apreciados del té verde y del blanco.

Pero por otro lado, el té negro es mucho más digestivo que el verde, con lo cual cambiamos unos beneficios por otros.

En el caso del té blanco, respecto al tema de salud hemos de reseñar su naturaleza fría, refrescante, y por tanto bastante diurético. Por otro lado, posee un alto contenido en polifenoles y catequinas beneficiosos para mantener los tejidos corporales hidratados y flexibles, inhibir la actividad de radicales libres en la oxidación de los tejidos corporales, con lo que prevenimos enfermedades oncológicas; por el contrario, no debemos tomar té blanco cuando tenemos infecciones urinarias, enfermedades renales o hepáticas en patología avanzada o crónica, y en estados de gestación primaria, por lo menos hasta el cuarto mes de embarazo.

11. Pasado el tiempo de infusión, ¿el té relaja?

Existe esa creencia, pero nuestra experiencia es que el té, tras dos minutos de infusión, ha liberado casi toda la cafeína en el agua, lo cual quiere decir que si bebemos ese agua, ingeriremos toda la cafeína presente en las hojas. Es cierto que reinfusionar otra vez esa hoja nos dará como resultado un licor con poca cafeína, pero también con poco aroma, sabor y textura.

Recomendamos, como alternativa, hacer infusión al estilo Gong Fu, que es el estilo chino de preparar el té: sucesivas tandas usando la misma hoja pero con tiempos bastante cortos, medio minuto en la primera y un segundo en la segunda y sucesivas. De ese modo haremos varios caldos con suficiente sabor y aroma sin cargar demasiado la taza.

Al tener que prestar atención en la elaboración del té, nuestra mente se enfoca en esta actividad de un modo casi hipnótico. El mundo exterior deja de existir por un rato, y podemos afirmar que relaja la mente, mucho, pero no por la ingesta del té en sí, sino porque la mente adopta una postura de calma natural y se nutre de sí misma y no de elementos externos.

12. ¿El té negro tiñe los dientes?

Sí, si no cepillamos nuestros dientes tras tomar el té, y ocurre lo mismo con el té puerh madurado. Como alternativa al té negro podremos tomar té blanco, verde y oolong sin peligro de lucir una dentadura oscurecida.

13. ¿Qué diferencias hay entre el té japonés, indio y chino?

Cada uno de estos países tiene tradiciones diferentes en la elaboración y consumo de té.

En Japón predomina la fabricación de té verde en diferentes modalidades. Mayoritariamente se usan tés fijados mediante vapor, lo cual da como resultado unos tés muy herbáceos y densos. Se consumen a temperaturas suaves y se suelen acompañar de dulces ligeros.

En India se consume mayoritariamente té negro, tanto solo como con leche y especias, y no se suele acompañar de otros alimentos.

En China se consumen muchos tipos de té, según las zonas geográficas, y suele practicarse el consumo de proximidad. El té en China se suele acompañar de frutas secas como pasas, dátiles y tomates cherry deshidratados.

14. ¿Hay que desayunar antes de tomar el té?

Es lo más recomendable. Tomar té en ayunas puede ocasionarnos desagradables mareos y molestias estomacales debido a que un estomago en ayunas absorbe con rapidez todo alimento nuevo, y más si es líquido. El té produce una bajada de glucosa en la sangre que puede ser intensa si tomamos más de dos tazas seguidas de té en ayunas. Por esa razón, las personas que padecen diabetes deben cuidar la dosificación y el momento de tomarlo para evitar bajadas bruscas de azúcar.

15. ¿Es cierto que el té blanco no tiene cafeína?

No, eso depende del tipo de té blanco y del momento de cosecha de la hoja. Los de cosecha primaveral podemos estar seguros de que poseen mucha cafeína, hasta el punto de que más de tres tazas nos dejarán en un estado de embriaguez nada agradable. Sin embargo, algunos tipos de té blanco como el Shou Mei y algunos Bai Mu Dang poseen muy poca cafeína porque las hojas son grandes y plenamente desarrolladas, y de cosechas más tardías.

16. ¿Es bueno o malo el té desteinado?

Hay diferentes métodos para extraer la cafeína del té sin eliminar excesivamente el resto de componentes. Hay sistemas químicos y sistemas mecánicos. El sistema químico modifica profundamente el sabor de la hoja y produce un té con un sabor extraño, desnaturalizado.

El sistema mecánico consiste en atravesar las hojas con un baño de vapor persistente o incluso escaldar levemente la hoja para disolver la cafeína en agua a alta temperatura. Este sistema también modifica el sabor y aroma del té, aunque en valores más aceptables que el anterior.

Como alternativa al té desteinado (descafeinado sería más correcto) proponemos un sistema casero que consiste en infusionar el té durante 30 segundos a temperatura elevada (aquí liberamos al agua gran cantidad de la cafeína de la hoja). Esa infusión la tiramos. Elaboramos una segunda infusión pero a temperatura más baja, a 60 °C, que es caliente pero no abrasador y no disuelve la cafeína lo suficiente, y ésta ya la podremos beber. Es un sistema que elimina parcialmente la cafeína pero no al cien por cien.

Existen otras plantas que se pueden elaborar en infusión, como el té, y no poseen cantidades considerables de cafeína. El roibos, tanto verde como fermentado, carece de excitantes y tiene buen sabor. El Soba-cha, que se obtiene del trigo sarraceno tostado, es dulce y agradable, también sin cafeína. También podemos tomar Mugi-cha, que es una infusión que se prepara con cebada redonda tostada, muy dulce y agradable y sin efectos sobre el sueño.

17. ¿El matcha es más o menos saludable que el té en hoja?

El matcha no es ni más ni menos saludable que cualquier otro tipo de té. Lo que marca la diferencia es el que en el caso del té en polvo, ingerimos el 100 % de la hoja de té, mientras que en el sistema de hoja entera que elaboramos en infusión, quedan bastantes compuestos atrapados en la hoja y por tanto no los ingerimos, puesto que desechamos las hojas al cabo de varias tandas de infusión.

Por otro lado, para la elaboración de matcha, o maccha, normalmente se usan hojas de un varietal de *Camellia sinensis* llamado tencha del que se recogen brotes de hoja de gran calidad y, por tanto, suele ser un té muy saludable más por su calidad que por su reprocesado en forma de polvo. A veces se usan hojas de varietal gyokuro. Tanto de uno como de otro, los arbustos se cubren de lonas tres semanas antes de la cosecha para bloquear la radiación solar. Este bloqueo de la luz o sombreado elimina un factor muy importante en las hojas: la fotosíntesis. Al no disponer de la energía solar como estímulo, la planta busca sus nutrientes del suelo y tira de ellos con fuerza, aportando a las hojas un sabor más dulce y profundo que si hubieran estado todo el tiempo bajo el influjo del sol.

18. ¿El té verde admite varias infusiones? ¿Cuál es la mejor?

La primera y segunda tandas son las que contienen la mayoría de compuestos que nos benefician, aunque es importante saber que debemos hacer algunas más, hasta que no les quede sabor a las hojas, para extraer todos los nutrientes.

La primera y segunda contendrán las partes más volátiles y más fácilmente solubles en el agua; lo que viene después serán los elementos más pesados y menos solubles. Si tomamos té por su sabor, serán estas dos primeras las más interesantes. Si lo tomamos por salud, entonces deberemos insistir con más de dos tandas de infusión.

19. ¿El té frío pierde sus cualidades?

Depende del sistema que usemos para elaborarlo. Si hacemos infusión en caliente y después añadimos hielo, extraeremos la mayor parte de componentes de la hoja. Si hacemos infusión en frío, sin sobrepasar los 30 °C, quedarán atrapados en las hojas parte de sus compuestos, como por ejemplo la cafeína y algunos compuestos amargos como los taninos. Hemos de tener en cuenta que el hielo es agua y que como tal, al fundirse, aclarará el té que ya teníamos elaborado y le restará sabor. Hay quien añade azúcar, pero si usamos té de calidad y le damos la densidad adecuada, no necesitaremos ningún edulcorante.

Hace poco tiempo, veíamos en Twitter cómo una mamá y su hija adolescente, norteamericanas, enseñaban al mundo lo sencillo que era preparar un *American iced tea*. Se limitaban a poner dos bolsitas de té en agua caliente y maltratarlas durante un rato, después añadían 600 g de azúcar..., y finalmente hielo y a la nevera. Unos 600 g de azúcar para un litro de agua. Un jarabe en toda regla.

20. ¿Por qué me dan mareos cuando tomo té gyokuro?

Gyokuro, matcha y kabusecha son tipos de té que se recolectan después de cubrir las plantas durante varias semanas para bloquear la radiación solar que les llega a las hojas de té. Esto hará que la planta no pueda realizar la fotosíntesis y que extraiga del suelo aquellos nutrientes que le han sido negados del sol. Esto dará como resultado hojas más ricas en aminoácidos y otros compuestos. Al ser plantas con hojas más concentradas, pueden llegar a producir cierta borrachera típica.

20 + 1. Encuentra tu té

«El té lo asocio a cuando era pequeño y estaba malito, y me obligaban a tomarlo... Desde entonces odio el té». Es un caso más común de lo que podría parecer. Por supuesto hay mil tipos de bebidas tan buenas o mejores que el té. No se trata de obligar a nadie a beberlo si lo que le gusta es la cerveza. Lo que sí podemos sugerirle a esta persona es que hay muchos tipos diferentes de té con su textura, sabor y aroma. Y seguro que podemos encontrar alguno que sí le agrade y pueda beneficiarse de sus componentes para mejorar su salud.

Beber té en sí supone hidratarse, que no es poco. Además de eso, podemos tomar el que nos agrade y obtendremos nutrientes que ayudarán a nuestra piel, nuestro pelo y dientes, nos ayudará a mantener buenos niveles de colesterol, estimulará nuestra memoria y nuestro sistema nervioso, bajaremos los niveles de 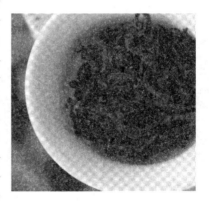 azúcar en sangre, aclararemos el gusto y limpiaremos nuestra boca, tendremos mejor aliento, disfrutaremos de una energía extra, y un sinfín de beneficios que bien valen la pena de, por lo menos, intentar encontrar ese té que sí que nos guste.

Olvídate del té de tu infancia y disponte a disfrutar del té.

10

ANÉCDOTAS A LA PUERTA DE UN SALÓN DE TÉ

Fotógrafo para tener una tetería

En los días en que estábamos comenzando nuestra andadura como marchantes de té, yo seguí trabajando como fotógrafo en la prensa del corazón. Por entonces, pasaba el día y la noche detrás de una mujer que es familiar de los actuales reyes. Una mañana, mientras le hacía fotos, ésta se detuvo y se me acercó con un cortante:

—¿Por qué me haces fotos? –me preguntó.

Le expliqué lo que ella ya sabía, que cualquier personaje famoso, y más siendo de la realeza, tiene cierto interés periodístico...

—¿Por qué no te dedicas a algo más productivo? –insistió, tratando de avergonzarme.

—Eso intento, con el producto de éstas y otras fotos estoy abriendo un comercio que me permitirá dedicarme a otra cosa.

—No. Me refiero a que trabajes de verdad. Ponte a fregar escaleras...

—Esto que hago es un trabajo de verdad... Claro que a usted no le gusta que sea a costa de su imagen pública, pero es un trabajo, muy digno, por cierto –le dije–. A mí, particularmente, su vida me importa muy poco, y trato de hacer el mínimo impacto en ella cuando la fotografío, incluso trato de llevarme bien con usted, ser respetuoso y hacer fotos que tal vez mejoren su imagen pública. Y de paso financio un proyecto que, con el tiempo, seguramente, me ayudará a dejar de tener que justificarme ante personas que tratan de humillarme a diario; ante gente que no percibe el mundo que tienen alrededor y no se dan cuenta de que su extraño mundo de privilegios tan sólo se sostiene porque hay personas que lo ilustran y lo ofrecen en forma de reportajes para que otros los lean. Sin esos medios que tanto detestan ustedes, difícilmente podría justificarse su estatus y su modo de vida desahogado –cada vez me mostraba más enfadado–. No es su caso, porque usted no vende exclusivas a las revistas, pero su trabajo depende de la aceptación pública de la monarquía en este país. Y difícilmente trabajaría usted en un ayuntamiento como el de Barcelona, siendo usted de fuera de esta ciudad, si no tuviese un vínculo familiar como el que tiene. Eso es tan sólo mi humilde opinión y disculpe mi insolencia al expresarla. Yo en su lugar estaría agradecido, pues reflejo normalmente aspectos amables de su vida y no me dedico a buscar morbo, ni información para dañar su imagen pública, cosa que, por cierto, la tengo abundante, pero no la uso. Buenos días.

Ella acabó disculpándose.

Té y otras plantas

Hace algunos años, frecuentaba la casa de té un joven que parecía estar bastante confuso en la vida. Consumía marihuana y aparentaba un estado de constante dejadez. Su madre se preocupaba por él y estaba desesperada porque no sabía cómo podía ayudar al chico a enderezar su vida.

El joven, a su vez, descubrió poco a poco que hay alternativas a la autodestrucción del alcohol y las drogas: disfrutar de la vida te permite entender que la diversión no sólo pasa por destruir tu cerebro.

La madre, en su afán de comprender al chico, comenzó a pisar la tienda y a aficionarse a tomar té para saber en qué ambientes se movía su hijo.

Hoy día ella toma té a diario y el muchacho ha dejado de consumir estupefacientes. Han encontrado un placer común y disfrutan haciéndose compañía.

El té y los gusanos

Un buen día, un cliente nos pidió la especialidad de la casa. Le ofrecimos Tie Guan Yin de la más alta calidad, del que compró una bolsa. Al cabo de unos días, el cliente volvió y nos explicó lo sabrosa y aromática que le había resultado su compra, pero además de satisfecho también estaba enfadado. No podía entender que un té de tanta calidad estuviera comido en los bordes por los gusanos...

Tratamos de explicarle que esas heridas en los bordes de las hojas no eran de gusanos, sino los golpes necesarios para herir las hojas para que sangren y empiece por ahí el proceso de oxidación ligera de este tipo especial de té. No hubo manera de hacerle comprender este término. Cada vez se ofuscaba más, creyendo que tratábamos de ocultarle un defecto grave del té.

Finalmente se marchó más enfadado y convencido, de su teoría y de que, además de malos comerciantes, éramos unos embusteros.

Viejas fotos, nuevo té

Una tarde de otoño, aparecieron tres mujeres en la casa de té para probar nuestras especialidades. Las tres eran mujeres maduras y muy elegantes. Al entrar, me quedé muy parado y algo pálido.

Mei se dio cuenta de que algo pasaba, pero no conseguía saber exactamente qué.

Acomodamos a las señoras en una mesa y les recomendaron, como es costumbre cuando alguien aparece por primera vez en la tienda, sobre los tés más frescos de la carta.

Yo estaba nervioso, y Mei lo percibía con claridad. Me preguntó por qué y, en privado, le conté lo que pasaba. Una de las tres señoras era la esposa de un conocido cantante. Unos años antes le había hecho unas fotos robadas en la playa, bastante comprometidas. A la señora no le gustó que fueran divulgadas, a juzgar por la demanda que le cayó a la revista que publicó las fotos de ella desnuda.

Tuve que reprimir durante un buen rato el deseo incontrolable de decirle a la señora que yo era el autor de aquellas odiosas imágenes, pero supe mantener la compostura y servir el té a todas sin que me temblaran las manos y sin que ninguno de mis pensamientos se oyera en alto.

Al finalizar su degustación, las tres damas abandonaron el local muy contentas y la mujer famosa se giró repentinamente y nos dijo:

—Hemos pasado un rato muy agradable, aquí se respira paz y vosotros transmitís una tranquilidad que a mí me ha hecho sentir muy segura. ¡Hasta pronto!

El hombre triste

Cada quince días viene por la tienda un hombre mayor que engrasa la persiana de afuera del local. Desde el primer día pidió cincuenta céntimos por el servicio. Lo empezó a hacer, a pesar de que no nos gusta que la engrase, porque dicha grasa mancha a quien se acerca demasiado al carril de la persiana, además de desprender un intenso y desagradable olor.

Sea como fuere, el hombre inspira mucha tristeza y siempre le damos 90 céntimos para que realice su trabajo. Cuando lo observamos engrasando, vemos que su cara marcada con profundas arrugas de preocupación se relaja. Quién sabe qué pensará, quizás siempre se pregunte que por qué nunca llegamos a darle un euro completo, o quizás se acuerde de su mujer o de su hija... Nadie lo sabe excepto él.

Imágenes revividas

Un cliente de origen francés y padre catalán apareció una mañana y pidió un té puerh.

Le ofrecimos un ladrillo de té viejo de la prefectura de Lincang.

Al empezar a desmenuzar el bloque, el señor clavó su mirada en mí por un momento, y, acto seguido, se quedó atónito observando cómo procedía a prepararle su té. Movía su cabeza al ritmo que yo distribuía los diferentes utensilios sobre la mesa de teca roja. Le acerqué respetuosamente el bol para que pudiera percibir los aromas que aquellas hojas y ramitas desprendían. Un fino hilo de vapor azulado salía de la boca de la tetera y se arremolinaba entre sus fosas nasales. El tiempo se congeló unos instantes.

Serví el té y el cliente se tomó su tiempo para saborearlo. Tras dos infusiones más, llamó mi atención y me pidió educadamente si podía comentarme algo. Supuse que había incurrido en algún error y que se tomaba la molestia de avisarme.

Entonces, el señor me dijo:

—Al saborear este té me han aparecido claras en mi memoria algunas imágenes, ¿puedo comentárselas?

Aliviado, le invité a proseguir.

—Cuando era niño, hace ya sesenta años, solía acompañar a mi abuelo a su huerto. Lo tenía impecable, todo perfectamente ordenado, cada una de las plantas en excelente estado de salud y bien podadas. Recuerdo la luminosidad del espacio, siempre bañado por la luz de la tarde con algunas zonas en umbría. La frondosidad y el olor a tierra recién regada llenaban toda mi percepción. Tras supervisar algunas plantas que requerían de su atención, nos acercábamos hasta el lugar en el que crecían los tomates. La planta tomatera tenía un aroma penetrante. Asomaban entre sus hojas los redondos y voluptuosos frutos, enormes para mi visión del mundo entonces. Él seleccionaba uno que estuviese bien maduro y me miraba reclamando mi aprobación y complicidad. Una vez cobrada la pieza, sacaba un cortaplumas de su pantalón y, del bolsillo de su chaleco negro, un salero de cristal de roca y una tapa en plata con los agujeros algo ennegrecidos. Partía el suntuoso trofeo en dos mitades y dejaba caer pequeñas notas saladas de alegría. Me ofrecía un trozo y el mundo se paraba de inmediato. Todo dejaba de vibrar, los insectos se detenían a observar la escena. Mi paladar explotaba en sabores dulces, ácidos y salados, y mi abuelo y yo éramos cómplices en la construcción de aquel milagro. Aquella delicia acuosa es uno de los legados que recuerdo con más agradecimiento.

De perros y niños

Hay un evento que se repite sistemáticamente desde hace años en la puerta de nuestra tienda. Es habitual que aparezca un perro tirando de su dueño. El perro se planta en el felpudo reclamando nuestra atención. Al saludarlo, se vuelve contentísimo a su amo invitándole a entrar, aunque finalmente no pasan por la negativa del extrañado amo. Sólo con que le digamos alguna palabra amable, el perrillo se deshace en saltos y muestras de agradecimiento. ¿Quién sabe quiénes fueron en el pasado todos esos perros, que actúan todos igual, y qué clase de conexión aprecian en nosotros? Quizás sean antiguos clientes nuestros que fallecieron y, ya renacidos como perros, quieren volver a saludarnos y a saborear un buen té…

Algo parecido nos ocurre con niños muy pequeños, de hasta dos años. Los críos se meten sin dudarlo en la tienda y hacen un gesto sin complejos como queriendo decir: «Ya estoy aquí». Insisten a sus padres gesticulando que no se quieren marchar y protestan cuando les aúpan en brazos para abandonar el local.

El té ayuda, pero no hace milagros

Una pareja apareció por la puerta agarrada del brazo, casi sujetándose el uno al otro. Era un matrimonio, supusimos, ya bastante entrado en años, por encima de los setenta. Ella balbuceaba unas peticiones que no llegábamos a comprender bien, sin dejar que su marido pronunciara palabra. Finalmente él, a grandes voces, pidió un té para poder tener una erección:

—Para hacer el amor, ¿entiendes? –puntualizó.

Todos los clientes de la tienda se giraron, risueños. Meiai no sabía qué responder, pero sonriendo como pudo, tratando de contener la carcajada, le susurró:

—Una alimentación saludable, tomar té a menudo e hidratarse hacen milagros.

Pero aquel hombre no ha sido el único que ha pensado en el té como solución mágica para su cama. En los tiempos de la crisis sanitaria del coronavirus, era muy habitual que aparecieran por la tienda personas con todo tipo de dolencias preguntando por algún remedio natural que paliase su sufrimiento.

Uno de los esquemas más habituales era el de hombres maduros, aunque todavía fuertes, que, con un gesto muy característico con la cabeza, pedían si había algún té que sirviera para «eso». La preocupación porque su sexualidad no resulte tan vigorosa como antes es un clásico entre personas con más de cuarenta años.

La respuesta a tan delicada y comprometida pregunta siempre ha sido muy clara: el té no cura «eso», pero hidratarse, alimentar bien el cuerpo, hablar con su pareja, escuchar cara a cara, compartir puntos de vista y mirarse y tocarse, hará que descubramos que hay muchas formas de recuperar intereses perdidos. Y lo más importante: dejar de mirar los telediarios, tanto en televisión como en Internet, dejar de exponerse a las preocupaciones del futuro incierto, de una posible guerra, a las angustias del miedo a no tener dinero, a no tener trabajo, amigos, país o tierra en la que pisar e identificarse, y hasta un etcétera infinito.

Vivid el momento, proyectaos al futuro, pero al vuestro, al que depende de tu esfuerzo, no al que nos arroje desde el balcón en forma de mendrugo cualquier gobierno, sea de donde sea.

Así recuperaréis las ganas de vivir y dejaréis atrás el miedo a perder.

Una tetera especial

Una mujer madura y atractiva apareció por la tienda acompañada de un hombre que parecía su pareja. Estuvieron degustando un té durante largo rato y, a juzgar por los gestos, se les veía muy enamorados. Era época de frío, casi Navidad, y tras pasar la tarde entre confidencias y sorbos cálidos, se dispusieron a marchar y a pagar sus consumiciones. Mientras calculábamos la factura, ellos curioseaban las teteras y accesorios que tenemos a la venta junto al mostrador. La mujer se interesó por un tipo de tetera que funciona poniendo el té en un lado y el agua en otro. Al darle la vuelta al artilugio, agua y té se mezclan elaborando el caldo en unos pocos segundos. Un aparato muy útil para un despacho o para casa.

Pero se marcharon sin adquirirlo.

Al siguiente día, la mujer apareció con un joven extranjero. La escena del día anterior se repitió: confidencias, caricias, muestras de afecto y el mismo ritual a la hora de pagar. Ella se interesaba por los accesorios, y volvió a poner su atención en la misma tetera. Pero también se marcharon sin adquirirla. A los quince minutos de marchase, apareció el hombre del primer día. Un juego de sincronías muy peligroso, comentamos entre nosotros, sospechando que una infidelidad podía ser desvelada. El hombre pidió la tetera. Yo, como si fuese cómplice de la infidelidad, nervioso, se la preparé para regalo. El hombre, sin más comentarios, se despidió con normalidad.

La siguiente semana, la mujer volvió a aparecer con un tercer acompañante: éste, más joven aún que los dos anteriores, sobrado de *sex-appeal* y con intención evidente de cortejar a la mujer. Al finalizar, se dispusieron a pagar sus consumiciones y volvió a repetirse la escena de la tetera. Se marcharon sin adquirirla.

No dábamos crédito.

A las pocas horas, apareció el joven a comprarla y nos explicó que a «su mujer» le había encantado la pieza un rato antes. Se lo envolvimos con seriedad y con cierto humor. Y ahí quedó la situación.

Dos días después, la mujer apareció con el joven del segundo día. Tomaron el mismo té de la vez anterior, y me hicieron algunas preguntas sobre los tipos de té que teníamos en la tienda. Al marchar, se repitió el ritual de la tetera. Él hizo ademán de comprársela, pero ella declinó.

Pagaron y se marcharon.

Sin embargo, al poco rato apareció él solo. Compró el objeto y marchó, travieso.

La situación aún se repitió una vez más con un cuarto acompañante. El nuevo y bravo pretendiente apareció cuando tuvo oportunidad y adquirió el famoso modelo de tetera. Cuando la mujer madura apareció por fin sola, me atreví a sugerirle que si le sobraba alguno de los muchos objetos idénticos que le habían regalado, podía devolverlo sin compromiso. La señora, sin sentir un ápice de pudor y con absoluta naturalidad, me dijo que no era necesario, pues de ese modo nunca habría la posibilidad de equivocarse en la asignación de un regalo a alguno de sus amantes, y ellos nunca sospecharían que éste o aquél no fuera el suyo.

Es el mercado, amigo

En la zona de Dharjeeling se produjo una huelga general por parte de los recolectores de té asalariados justo después de la primera cosecha. Los sindicatos de recolectoras no se pusieron de acuerdo con los propietarios explotadores de las fincas en cuanto a la cuantía del jornal. Lo que vino a ocurrir fue que ese año no hubo cosecha de té. Los recolectores dejaron la hoja en la planta y en Dharjeeling sólo se pudo comprar la primerísima cosecha en cantidades muy reducidas. Lo sorprendente del caso es que en Europa hubo *stock* procedente de Dharjeeling ese año. Las compañías distribuidoras de té llenaron las cajas de otras procedencias sin declararlo abiertamente.

Ese mismo año hubo en Barcelona una reunión de proveedores de té y pudimos entrevistarnos con uno de ellos, aprovechando para preguntarle acerca del problema de la zona de Dharjeeling. Me respondió:

—A día de hoy, todas las empresas distribuidoras de té están en condiciones de poder ofrecer productos idénticos a los de la zona en huelga y así poder suministrar té de Dharjeeling aunque sea de otras procedencias.

Dicha respuesta supuso un antes y un después en la consideración de lo que hacen las grandes corporaciones y un estímulo para seguir trabajando como artesanos a pequeña escala, pero con la gran satisfacción de ser honestos con nosotros como empresa y con la clientela, como depositarios de su confianza.

El hombre que se bañaba de bosques

Un martes por la tarde apareció por la tienda un señor de mediana edad que nos pidió un té de especias. Le ofrecimos una mesa y se instaló en ella observando con detenimiento cada detalle del entorno. Parecía fascinado con lo que veía, y daba la sensación de que le gustaba lo que tomaba. Después de una hora larga y varias tazas de té, se disponía a marcharse y, al pagar, preguntó con cierta timidez si podía consultar una duda que tenía.

Explicó entonces que se dedicaba, durante los fines de semana, a guiar grupos para realizar baños de bosque. En sus paseos, emplazaba a sus clientes a experimentar con los cinco sentidos todo aquello con lo que entran en contacto: los aromas, la vista, el tacto, los sonidos y el gusto. Para saborear el bosque, usaba infusiones de especias del tipo del Massala indio que preparaba por la mañana temprano y lo almacenaba en un termo grande para consumirlo en medio del bosque.

Tras escucharle disertar acerca de sus dudas sobre si lo hacía bien o mal, sobre si se combinaba bien con la experiencia sensorial que pretendía alcanzar, nos miramos de reojo y entendimos que pensábamos lo mismo:

—¿Has probado alguna vez un té que se llama oolong? –le pregunté.

—No, ¿qué es?

—Es uno de los seis tipos de té, que tiene varietales específicos, y el proceso de la hoja se realiza con oxidaciones medias, ni tanto como el té negro, ni tan poco como el té verde –se apresuró a explicar Mei–. Pero lo más importante de este tipo de té es la experiencia sensorial. Es un tipo de té que normalmente desarrolla sabor evidente a flores, sin añadirle nada, sin mezclas de aromas o sabores externos. Pero además tiene sabor a hierba fresca, a madera… Es muy complejo y, por tanto, la experiencia de degustación suele funcionar muy bien. Yo te lo recomiendo sin dudar.

—Vaya.

—Hay un antes y un después en la vida del bebedor de té desde el momento que pruebas un Tieguanyin, que es uno de los tipos de té oolong procedentes de China, te lo aseguro. Te propongo tomarlo con los ojos casi cerrados, como si estuvieras en esos bosques en la primavera…

A partir de ese momento, la cata de té en medio del bosque va asociada a una inevitable sonrisa.

Pon un lama en tu vida

Dirigir un comercio de té es parecido a tener un balcón en medio de la calle principal de un pueblo pequeño. Uno ve todo lo que pasa, pero también todos los demás te ven a ti. Puedes tener días buenos, pero también los hay malos, y estás expuesto en un escaparate, pues todos los que están en las mesas te observan y están pendientes de ti hasta que les sirves sus consumiciones.

Todo ello viene a cuento porque en cierta ocasión, estábamos sometidos a mucha presión, con muchos pagos que atender, poco *stock* para ofrecer y la tienda con escaso movimiento. Había nervios y ambos discutíamos con facilidad por cosas pequeñas, como que alguien había dejado una cuchara sucia llena de incrustaciones en el lavavajillas y ésta no se había quedado limpia tras el ciclo de lavado. El día estaba lleno de pequeños problemas que asomaban como grandes arbustos espinosos. No importaba en la dirección en la que te movieses, siempre había una saeta dispuesta a producirte el más insoportable de los dolores. Algún cliente que podía percatarse del conflicto trataba de quitar hierro al asunto haciendo un comentario amable, pero aquello no hacía más que empeorar por momentos.

Cuando todo parecía a punto de estallar en mil pedazos, apareció nuestro amigo Losang, un lama tibetano de más de ochenta años, que a diario salía a pasear y se asomaba a la tienda.

Sin saber nada de nuestra situación, el hombre se paró como cada día ante nosotros para saludarnos. Dejamos todos nuestros quehaceres y salimos ambos a saludarle con respeto. Él, al tenernos delante, nos preguntó qué tal iba el negocio. «Más o menos…», respondí, sin querer hacer un relato de nuestras disputas. El anciano nos agarró a ambos de las manos y nos dijo, apretando cálidamente:

—Los problemas van y vienen. Vosotros no sois el problema, no os identifiquéis con los problemas. Dejadlos ir y no los dejéis anidar en el corazón.

Nos quedamos mudos unos segundos mientras él continuaba su camino de vuelta a casa. Desde ese momento, no volvimos a discutir más en aquel día. Al anochecer, camino de nuestra casa, pasábamos por debajo de su ventana, y allí estaba él esperando para saludarnos con un gesto sutil y una sonrisa radiante que contagiaba alegría. No dijo nada, pero ambos recordamos sus palabras con un eco ensordecedor. Los problemas van y vienen.

La señora activista

Justo en los días en que estábamos a punto de terminar este libro, vino a la tienda a tomar un té nuestro padrino literario, Francesc, junto con un conocido periodista, famoso por aparecer en televisión. Cuando estaban en medio de su conversación, apareció una persona a comprar algo en el mostrador. Llevaba puesta una mascarilla que no dejaba ver bien sus ojos y no se la entendía muy bien al hablar. Pero de repente, la persona reparó en la presencia de los dos populares rostros. Se volteó hacia ellos e interrumpió su conversación para informarles de una causa vecinal que en esos días había movilizado algunas manifestaciones en el barrio en defensa de un árbol. Ambas personalidades del mundo cultural no parecían entender muy bien la proclama de la señora, y ella, con el rostro completamente tapado, no facilitaba el entendimiento.

Llamamos la atención de la señora para continuar la transacción comercial y, de paso, liberar de la incómoda situación a los dos comunicadores, ahora ya descentrados de su debate original. La señora, al girarse, comenzó a explicarnos la misma situación sobre el viejo roble y las implicaciones de los grupos políticos que querían talar el arbolito. Mei observaba, interrogante, sin entender ni jota de lo que le intentaba explicar, y yo no era capaz de explicarle simultáneamente la interpretación del conflicto arbóreo, puesto que no he dedicado ni un solo minuto de mi tiempo a tratar de comprender, en los últimos cuarenta años, a los políticos y sus luchas intestinas.

La mujer, finalmente, comprendiendo que esa comunicación no llegaba a buen puerto, decidió cambiar de discurso y espetó sin piedad:

—La culpa de todo, como siempre, es de la alcaldesa.

Y así de resuelta se marchó.

11

A MODO DE CONCLUSIÓN: EL TÉ Y EL MIEDO A MORIR

En los tres meses que duró el confinamiento por el coronavirus, todo el mundo sufrió exactamente las mismas restricciones y los mismos miedos. No encontré a nadie que no estuviera abierto a sentir el dolor de los demás. Vimos a personas que perdieron a sus familiares en apenas tres días, sin la posibilidad de decirles adiós, de expresarles un «estoy aquí, a tu lado, velando tu sufrimiento», sin el calor de una mano en la que consolar su dolor.

Hay personas que vivieron meses con la incógnita de si el siguiente en morir serían ellos. Pero nadie piensa que «hoy puedo morir»: la situación de la emergencia sanitaria nos trajo este regalo amargo. El miedo a perder la vida nos ha hecho valorar nuestro tiempo, los lugares que frecuentamos, las personas con las que convivimos, nuestras costumbres cotidianas… En la casa de té, el reencuentro con muchos de nuestros clientes fue muy emotivo. Sufrieron excepcionalmente, perdieron seres queridos, estuvieron al límite de lo humanamente soportable, pero sobrevivieron y pueden gritar al mundo que están vivos, que pueden seguir viendo el sol salir y disfrutar de los atardeceres rojos que cantara Serrat.

El pensamiento consciente de que hoy puedo morir, nos puede ayudar. Nos ayuda a valorar las pequeñas cosas que hacemos automáticamente, pero que tienen un gran significado para darnos identidad. Preparar una taza de té con esmero y después otorgarte el gran premio de disfrutarlo es uno de ellos y, para nosotros, marchantes de té, ha sido una tabla de salvación psicológica dentro del contexto de confinamiento en nuestros hogares. Hacer día a día un ritual de preparar el té ha sido el reconocimiento de que somos personas y, como tales, merecedores de ser tenidos en cuenta.

El té tiene la virtud de contar con cuantas personas participan de él. A nadie le negamos una taza de té si está delante. Y difícilmente alguien rechazaría una vaporosa taza desprendiendo un delicioso aroma que te promete dar calor, sabor, y calma. El té no es sólo el té. El té son sus emociones, sus afirmaciones, sus miradas, sus gestos, sus «toma», sus «dame», sus satisfacciones, sus ver tus deseos primarios cumplidos… Y mucho más no explícito. Hay más implícito que manifiesto. Pero quizás lo más importante en todo esto es el espacio mental para captarlo. Percibir nuestra propia mente sin ruido es algo muy valioso: es un lienzo en blanco que sirve para poner en orden las ideas, lo importante.

Las cosas banales quedan relegadas sin esfuerzo y las realmente importantes toman protagonismo y se sitúan en primer plano.

De ese modo, la presencia de la posibilidad de morir hoy es un buen estímulo, nos ayudará a poner primero las cosas importantes y olvidar las cosas que no son tan necesarias. Cultivar nuestras buenas emociones y cualidades y desechar los pensamientos negativos, día a día, momento a momento, hará que tengamos buena salud mental. Nos permitirá mejorar nuestro mundo alrededor. Y sin darnos cuenta, ayudaremos a los demás.

Nos gustaría acabar este capítulo, y el libro por extensión, con una de las anécdotas más curiosas y bonitas que he vivido al frente de Interior de Té. Una historia que bien merece pertenecer al cuerpo del texto y no formar parte de los recuadros que han ilustrado con nuestras vivencias aquello que explicábamos sobre la infusión a la que dedicamos nuestra vida. En esta ocasión, la historia no tiene título. No lo necesita. Que cada lector imagine el suyo.

En un tiempo, lejano ya, al poco de abrir la tienda, venía dos veces por año un hombre anciano. Era alto y mantenía todavía un aire de fortaleza física, casi atlética, que le distinguía de la mayoría de las personas que le igualaban en edad. Poseía un pelo blanco muy hermoso, peinado hacia atrás, que fortalecía más aún su buena estampa. El hombre, con voz firme aunque con discreción, incluso con cierto misterio, preguntó si teníamos algún té que fuera biológico, pero de verdad. Respondimos afirmativamente y le sugerimos los tés blancos que, por su claridad, coincidían con lo que el señor demandaba.

Asintió y, manteniendo su tono misterioso, preguntó por el mejor té blanco que teníamos. Se le ofrecieron algunas explicaciones sobre el cultivo, la cosecha, el medio ambiente en el que crecía y sobre el procesado de la hoja de ese tipo de té. El hombre insistió sobre la cualidad biológica del producto. Se le aseguró.

Entonces, el señor pidió, en voz baja, hacer una prueba de una muestra del té en un lugar apartado, como la cocina. Entendimos que quería elaborar un poco del té en la cocina. Pero no. El señor, más cargado de misterio todavía y con un poco de teatralidad, explicó que tenía una máquina especial para comprobar la pureza biológica de diferentes muestras. La máquina, según él, era infalible, un invento de ingenieros cuánticos que detectaba hasta la más leve contaminación presente en un producto. Imaginamos que se trataba de una especie de microscopio en miniatura e infrarrojo y por ello le permití pasar a la cocina y se quedó unos segundos a oscuras analizando la muestra ofrecida.

El aparato en cuestión, que nunca vimos, no debía ser muy voluminoso: no asomaba ni abultaba sus bolsillos. Francamente, creímos que el hombre había perdido dos tornillos de la cabeza, pero era graciosa la puesta en escena y le seguimos la corriente con cierta precaución...

El misterioso caballero salió al cabo de quince segundos con la muestra en la mano. Al llegar al mostrador, confirmó la pureza del producto y recalcó que pocas veces había visto un té tan limpio como éste. Acto seguido explicó que necesitaba productos especialmente puros porque su señora había sufrido algún tipo de percance, por lo que era indispensable que aquellos alimentos que consumiese fueran biológicos 100 %.

Tras sus explicaciones, pidió 1 kg del té en cuestión.

Le avisamos de que ese té resultaba bastante caro, unos 400 euros el kilo, para que tuviese claro que si deseaba llevar una cantidad menor, podría hacerlo.

El hombre, esta vez en un tono emocionado, me respondió:

—Mi mujer quedó mal tras la enfermedad. Muy mal, de hecho. Ahora, el único consuelo que me queda es ofrecerle lo mejor que encuentre en el mercado para devolverle todo el cariño que me ha dado durante tantos años. Deme usted ese kilo y ajústeme el precio si puede.

Nos quedamos aturdidos al ver que se llevaba tal cantidad con tanta dulzura y humanidad, tanto que chirriaba la representación de la supuesta máquina detectora de impurezas.

Al cabo de un tiempo, el hombre volvió a por otro kilo de té blanco. Repitió la pantomima de la máquina de análisis, pero esta vez no tardó ni cinco segundos en salir con su dictamen positivo. Y así ha sido durante años, hasta que un mes de marzo ya no apareció más.

En cierta ocasión, le preguntamos si a su señora le había gustado el té. Respondió que ni a él ni a ella les gustaba el té, pero que ésa era la única bebida que había conseguido hacerle tomar, sin saber ella lo que estaba bebiendo, y que cada día era su esposa la que le reclamaba la citada pócima.

Siempre nos quedará la duda de si aquella máquina existía en realidad, y si la señora mejoró con el paso del tiempo. Hoy día, seguramente, hayan fallecido los dos, pero él quedará en nuestra memoria como el mejor y más divertido actor del mundo, y un ejemplo de lo que el té puede significar, y ayudar, haciendo revivir hasta cierto punto a alguien que ve que su vida se apaga.

Epílogo

¿Qué significa saber de té?

«Bebe tu té lenta y reverentemente
como si fuera el eje que hace girar el mundo:
lenta, serenamente, sin precipitarte hacia el futuro».

THICH NAT HAN

Quizás ésta sea la pregunta que mejor resume lo que significa el té para nosotros, y que puede ser el mejor punto final para la aventura que ha significado este libro. Y por si fuera poco, es una pregunta que admite distintas respuestas según el contexto en el que se haga.

Hemos visto en muchos años a clientes que poseen un gran conocimiento del té sin conocer prácticamente nada acerca de la industria, de los tipos, de las procedencias, de sus procesos... Tan sólo son grandes aficionados que se implican en su experiencia, y que no pretenden demostrar nada a nadie.

También hemos visto a clientes que son enciclopedias andantes, pero que en realidad no saben absolutamente nada acerca del té. Tan sólo acumulan información que sirve después para poder exponerla en público siempre que haya audiencia.

En términos estrictos, saber o no de té es irrelevante. Escuchamos muy a menudo esa expresión, y creemos que hay gente que conoce los productos que vende o consume, en el caso de los profesionales y sus clientes, pero eso no te da un conocimiento profundo del medio, sino tan sólo de los objetos que están a tu alcance.

La base debe ser la implicación, pero no a nivel superficial, sino en todos los niveles: desde la planta cosechada por los campesinos hasta la cara de satisfacción del cliente que saborea un té que encaja a la perfección con su paladar.

Un ciudadano medio, cuando va a China o a cualquier país productor, normalmente entra en contacto con algunos tipos de té durante su estancia. Esto no implica un conocimiento. Simplemente, es una aproximación o apreciación de algunos ejemplos de un tipo de producto. Cuando vas por primera vez al mercado de subastas de té de Anxi, en la provincia china de Fujian, entiendes que por mucho té que pruebes, nunca te podrás hacer una idea profunda acerca de tal o cual grupo de tés. La frase de Sócrates, *sólo sé que no sé nada*, se hace más real que nunca...

Hay miles de pequeños agricultores-procesadores que elaboran su producto ellos mismos y acuden al recinto de la lonja para ofertarlo. Cada uno de ellos tiene su propio punto de vista, quizás formado por tradiciones familiares arraigadas durante cientos de años. Abarcar las historias de cada persona que pasa por allí para entender qué es su producto y por qué hoy día está en el mercado, y no otro tipo de té, es sólo empezar a ver la trama de todo este juego.

Comprender el clima, el agua, su química, el suelo que la condiciona, el mismo que nutre las plantas, comprender al agricultor que pellizca el tallo para que su planta sangre un poco para atraer a una especie de insectos, o al que deja que sus plantas se cubran de líquenes para aportar a las hojas una escasez de nutrientes específica es también parte del juego de conocer.

Descifrar el proceso casi siempre oculto, que lleva a transformar químicamente las hojas y bailar con las fuerzas naturales, a veces impredecibles, para obrar ese cambio vivo, distinto cada año debido a distintas condiciones del clima, también es parte de esa trama.

Comprender cómo se consume el té en sus zonas de origen es entender la cultura de ese país; es sentarse de cuclillas entorno a una estera de bambú llena de hojas de té y apreciar el profundo aroma que desprende y cómo va cambiando, paso a paso, en manos del experimentado maestro; es entender la filosofía de las gentes, a sus dioses, sus diosas, a los *nagas* que habitan entre las raíces de las plantas y cómo interactúan con los habitantes de la zona; es conocer lo que comen, cómo lo cocinan y cómo lo presentan para consumirlo; es comprender los usos sociales, los lugares públicos y las costumbres de la gente, de lo que hablan y a qué juegan cuando su jornada ha acabado; es aprender las unidades de medida, de peso, los modos de empaquetado, los precios del producto terminado, los precios del producto sin terminar de procesar; es adentrarse en los productos de las comarcas vecinas y su competencia con el producto local; es interactuar con el sistema de financiación local para afrontar cualquier negocio, si es a través de bancos o de préstamos familiares, y a qué plazos ayudan los ciclos de renovación de *stock* o de planteles; y es saber qué tipo de productos se da en una fábrica concreta o en un pequeño negocio de venta de té terminado.

Pero no debes pararte en lo más tangible: escucha las leyendas que cuenta la gente sobre tal o cual tipo de hoja, las recientes y las que se sumergen en la noche de los tiempos, del mismo modo que los niños prestan atención a los abuelos mezclando inocencia con incredulidad; sentir la música del lugar es ver cómo fluyen en las mentes de los lugareños; leer sus poemas, su historia, sus personajes y ver su folklore es la diferencia entre entender, o no, ese tipo de té.

Y todo ello para conocer el té que se produce en un pueblo concreto. Por tanto, multiplicar eso por cada aldea, comarca, condado, provincia y país productor de té es sinónimo de reconocer nuestros límites. No conoces la magnitud del mundo del té hasta que te zambulles de lleno en él.

Es evidente que NO conocemos nada, por lo menos nosotros, aunque seamos profesionales del tema, aunque invirtamos días y noches, una vida, en su aprendizaje.

Pero asumir ese desconocimiento es, al mismo tiempo, una invitación al conocimiento para compartirlo con los demás. Saber de té es experimentarlo con la atención puesta en todo lo que hay detrás de la taza y no se ve a simple vista. Porque para descubrir el universo del té sólo se necesita entusiasmo, curiosidad y una mente abierta para explorar, a través de su aroma, sabor y textura, todo un mundo que aguarda a ser descubierto.

MEIAI LIN Y ARMANDO LABORDA

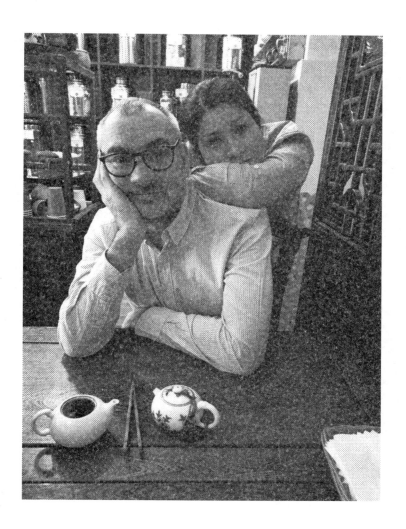

Bibliografía

CHI TANG HO, JEN-KUN LIN & FEREIDOON SHAHIDI: *Tea and Tea Products, Chemistry and Health promoting properties*, CRC Press, 2009.

GESHE KELSANG GYATSO: *Océano de Nectar*, Tharpa, 1995.

KISHIGSUREN DORJ, *Mongolian tea ritual*, Ulaan Batar University, 2013.

LI WEI & LI XUE CHANG: *Chayishi Dian Jin*, Xue Chayi: Zhong Yuan Nongmin Chubanshe, 2003.

LU YU: *Cha Jing*, Zhongguo Gongren Chubanshe, 2003.

MASARU EMOTO: *Mensajes del agua, la belleza oculta del agua*, Libros de la Liebre de Marzo, 2003.

SONG HUIZHONG: *Treatise on Tea*, April Global Tea Hut Magazine, 2016.

SOSHITSU SEN XV: *Tea Life, Tea Mind*, Weatherhill, 1979.

—: *The Japanese Way of Tea*, University of Hawaii Press, 1998.

WARREN V. PELTIER: *The Ancient Art of Tea*, Tuttle Publishing, 2011.

WILLIAM H. UKERS: *All about Tea vol. 1 y 2*, The New York Tea and Coffee Trade Journal, 1935.

YUKIHIKO HARA: *Green Tea. Health Benefits and Applications*, Marcel Dekker, 2001.

ÍNDICE